SEXE-SÉRIES   <u>67me Mille</u>

▨ ▨ ▨   PURETÉ & VÉRITÉ

CE QUE

TOUT HOMME MARIÉ

DEVRAIT SAVOIR

TROISIÈME ÉDITION

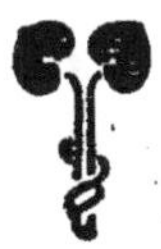

PAR SYLVANUS STALL

CE QUE TOUT HOMME MARIÉ
DEVRAIT SAVOIR

PURETÉ ET VÉRITÉ

Sexe - Séries

CE QUE TOUT HOMME MARIÉ

devrait savoir

PAR

Sylvanus STALL

Traduction autorisée par l'auteur.

TROISIÈME ÉDITION.

GENÈVE

J.-H. JEHEBER, ÉDITEUR

Rue du Marché, 28

PARIS	BRUXELLES
LIBRAIRIE FISCHBACHER	LIBRAIRIE A. DEWIT
Rue de Seine, 33 (VIᵉ)	53, Rue Royale

DÉDIÉ

à

la sainteté du HOME,

à

la pureté et au bonheur des époux

et à

la santé physique et morale de leurs enfants.

TABLE DES MATIÈRES

(Voir à la fin du volume le contenu détaillé des chapitres.)

———

TROISIÈME PARTIE

CE QU'IL DOIT SAVOIR CONCERNANT SES ENFANTS

PRÉFACE

En abordant un sujet aussi délicat que le mariage, nous ne nous en sommes pas dissimulé les difficultés. Mais nous avons été ému par les soupirs de désappointement et d'angoisse qui se font partout entendre, ainsi que par l'ignorance profonde qui règne, dans les palais comme dans les chaumières, sur « des choses qui sont importantes pour notre vie physique, essentielles dans leurs rapports avec la position, le caractère, la destinée de chaque individu et d'un intérêt vital pour la société. »

Pénétré de l'importance d'une juste compréhension des lois qui gouvernent notre vie physique, nous avons senti que nous serions infidèle à notre devoir, envers l'humanité et envers Dieu, en nous refusant à donner des informations, vraies et honnêtes, à tous les hommes droits qui désirent être éclairés sur la plus sacrée des relations humaines. Nous savons, en effet, combien ils sont exposés dans leurs investigations à rencontrer des livres dont le vrai but est d'encourager les erreurs et les vices qu'ils font profession de combattre.

Nous avons aussi été stimulé par les éloges et les encouragements qui nous ont été envoyés, de tous pays, par des personnes éminentes, au sujet des deux premiers livres déjà parus de la série que nous publions. La presse religieuse, médicale, politique, pédagogique, nous a été favorable dans les États-Unis, en Angleterre et au Canada. Ces livres ont été traduits en plusieurs langues et des missionnaires mêmes s'en servent pour leur œuvre de rédemption parmi les païens.

Pour un grand nombre de personnes, le mariage n'est pas la source de bénédiction et de bonheur que Dieu voulait qu'il fût, en l'instituant. Des milliers d'individus n'y trouvent que malheur et souffrances parce qu'ils n'en comprennent ni la nature, ni le but. Ils font des expériences douloureuses, et même s'ils échappent aux conséquences physiques désastreuses de ces expériences, les souffrances mentales et morales qu'ils endurent font sentir leurs effets pendant de longues années, alors qu'ils auraient pu posséder, dès le début, le bonheur et les bénédictions dont leur ignorance les a privés. Ces résultats sont d'autant plus tristes que les conséquences pèsent sur leurs enfants innocents, longtemps après qu'eux-mêmes ont quitté ce monde. C'est pour épargner aux jeunes époux ces décevantes expériences et pour essayer de leur faire comprendre toutes les bénédictions que Dieu a placées dans le mariage, que nous avons entrepris d'écrire ces pages.

Pour bien comprendre ce volume, il est nécessaire de lire ceux qui l'ont précédé, afin d'avoir une idée juste des organes reproducteurs, de leur but, de leur fonction et de leur préservation.

Nous sommes reconnaissant de l'aide qui nous est venue de différents côtés, et nous réclamons la collaboration incessante de tous ceux qui s'intéressent à la question de la pureté. Confiant dans la bénédiction de Celui dont nous avons continuellement demandé les directions, nous laissons ce volume accomplir sa mission.

SYLVANUS STALL.

Philadelphia Pa.

PREMIÈRE PARTIE

—

Ce que tout homme marié doit savoir sur ce qui le concerne lui-même.

CHAPITRE PREMIER

Le mariage.

Le jeune homme qui se marie entre dans de nouvelles conditions d'existence. Quelque heureux qu'ait été son passé, le présent et l'avenir lui préparent de nouveaux devoirs à l'accomplissement desquels sont attachées de grandes bénédictions. Dieu a voulu que l'amour introduise l'homme dans une plus noble sphère de pensées et d'actions, et transforme, approfondisse, élargisse et embellisse sa vie. Le devoir du jeune homme était de prendre soin de lui-même et de former ses habitudes et son caractère. En se mariant, il assume de nouvelles responsabilités. Il ne doit plus vivre uniquement pour lui-même, mais aussi pour sa femme et ses enfants, et dans un sens plus large, pour sa postérité et sa race tout entière. Il doit transmettre la vie, afin qu'elle se perpétue lorsque lui-même aura disparu. L'amour étant la mort de l'égoïsme, le jeune époux doit se dépréoccuper de lui-même à tel point que le bonheur présent et futur des siens constitue son propre bonheur. Il doit se pénétrer de cette pensée que « nous sommes une partie de tous ceux qui nous ont précédés », la résultante d'influences et de vies antérieures. Ce que nous avons été et ce que nous sommes, nous le transmettrons à notre tour à nos descendants. Ceci implique une grande responsabilité, mais l'union de deux âmes dans un heureux mariage est la condition terrestre la meilleure que Dieu ait accordée à l'humanité. Elle répond aux aspirations de notre être et procure le bonheur le plus complet que l'on puisse goûter ici-bas. Le mari et la femme, les parents et les enfants, le *home* et la patrie résument ce qui nous est le plus précieux dans ce monde.

Les aspirations les plus pures, les plus nobles et les moins égoïstes ont leur source dans l'instinct qui pousse les hommes et les femmes à contracter une union sainte et heureuse. Cet instinct ennoblit et transforme notre nature et nous rend capables d'efforts virils.

C'est lorsque la vie reproductive s'éveille que les champs se couvrent de verdure, que les fleurs nous offrent leur beauté et leur parfum, les oiseaux leurs plus suaves mélodies ; le cri du grillon, l'appel du coucou ne sont que l'indication du besoin d'une compagne. Les voix si variées qui se font entendre dans le silence des champs et des forêts sont des myriades de chants d'amour. A cette passion universelle, voulue du Créateur, l'homme doit son amour des couleurs, de la beauté dans l'art et la musique, du rythme dans la poésie, de la grâce de la forme dans la peinture et la sculpture, et la perception de tout ce qui est aimable et charmant.

Tel est l'amour, ce sentiment qui vivifie chaque faculté, anime chaque force, modifie, ennoblit, purifie et adoucit l'être entier, développant et enrichissant ces forces de l'âme qui n'atteindront leur plein épanouissement et leur perfection que dans la vie future.

S'il n'était pas si puissant, aucun homme, connaissant les difficultés qui peuvent provenir d'incompatibilité d'humeur, ou de forces physiques, intellectuelles et morales dissemblables, ne se risquerait à assumer les obligations indissolublement liées au mariage.

Et si l'amour n'était pas fort aussi chez la la femme, voudrait-elle encourir les responsabilités de l'épouse et de la mère ? Quoi que l'homme ait à endurer, à souffrir, à risquer, le lot de la femme est plus pénible que le sien. Si ce n'était pas par amour, comment une femme pourrait-elle consacrer sa vie entière à un homme, encourir les douleurs et les périls de la maternité, avec la perspective d'être, par la mort de son mari, laissée seule pour élever ses enfants ?

Tout époux qui désire trouver dans le mariage les joies et les bénédictions dont Dieu a enrichi cette relation, doit soumettre sa nature sexuelle à la direction de sa raison et au gouvernement de son sens moral. Il ne doit pas ignorer les droits, le bien-être et les désirs de sa femme. S'il ne considère le mariage que comme un moyen facile, consacré par la loi, de s'accorder une jouissance sexuelle illimitée, il va au-devant du désappointement et de la souffrance. Lorsque la *passion* règne où Dieu voulait faire régner l'*amour*, le désordre et toutes ses horreurs viennent désoler le cœur, le foyer et la vie ; car la luxure peut se repaître de jouissances bestiales, mais elle est incapable d'éprouver les joies réservées à ceux qui sont purs et dont l'amour est contrôlé par la raison.

Montrer consciencieusement les rapports entre l'amour et le bien-être de l'individu et de la race ; arracher à la dégradation et à la honte, la plus pure et la plus sacrée des relations terrestres ; désarmer et détrôner la sensualité, trop souvent adorée sous le nom d'amour, et « placer sur le trône le vrai amour, beau, lumineux et pur »; réjouir, bénir et sauver, voilà où tendront nos efforts, et ce but sera leur justification.

CHAPITRE II

Différences entre les sexes.

Il serait difficile et inutile de déterminer si l'un des
sexes est supérieur à l'autre. Ils sont égaux, mais
différents, chacun d'eux admirablement adapté à la
sphère dans laquelle il doit se mouvoir. On raconte que le président Lincoln dut, un jour, donner son appréciation sur deux chapeaux, aussi
parfaits que possible, que lui présentaient deux
chapeliers rivaux. Avec la sagesse et le tact qui
le caractérisaient, il dit aux fabricants : « Mes-
sieurs, vos chapeaux se surpassent mutuellement.»
On peut faire la même remarque au sujet de
l'homme et de la femme, ils se surpassent mutuellement. Dans sa sphère, l'homme est supérieur, et
dans la sienne, la femme est supérieure aussi. La
sagesse avec laquelle Dieu a préparé chaque sexe
pour la place qu'il doit occuper dans la vie est
bien digne de notre admiration et de notre étude.

Aucun des sexes n'est supérieur à l'autre ; ils
sont les deux moitiés d'un tout, et nous compren-
drons mieux combien leur union est nécessaire
pour former l'unité, en étudiant les différences qui

les caractérisent. Sur quelques points, l'homme est inférieur à la femme, sur d'autres, la femme est inférieure à l'homme. Dans un heureux mariage, les divergences se complètent, rendant possible cette unité suprême, où les *deux* ne forment qu'*un*.

Examinons quelques-unes de ces différences. En stature, la femme est inférieure à l'homme. Aux Etats-Unis, la grandeur moyenne de l'homme est de 1,75 m. et son poids moyen de 72 kilos ½ ; la femme mesure 1,60 m. en moyenne et pèse 62 kilos ½ environ. L'homme normalement développé a de larges épaules et des hanches étroites, tandis que la femme a les épaules étroites et les hanches larges; sa poitrine est développée. Chez l'homme, les muscles sont visibles et dénotent une grande force ; chez la femme ils sont enveloppés d'une plus grande quantité de graisse et de tissus cellulaires qui remplissent les creux, arrondissent les angles et lui donnent une beauté et une grâce particulières. L'homme a une force musculaire plus grande, mais la femme a une plus grande puissance d'endurance. Le squelette féminin est plus petit et plus délicatement formé, les angles des os sont moins saillants et les jointures mieux dissimulées. Le crâne est plus petit, et les os en sont plus minces. Le sternum est plus court et plus aplati, et les clavicules plus courbées et plus courtes. La voix de l'homme est grave, gutturale ; celle de la femme est plus musicale ; sa peau est douce et ses cheveux sont longs et fins.

Mais la différence la plus accusée entre le squelette des deux sexes s'observe dans le bassin. Chez l'homme, cette partie du squelette sert simplement à assurer la stabilité du corps et à faciliter ses mouvements ; chez la femme, tout en remplissant le même but, il en a un autre très important. A partir des hanches, les os du bassin s'inclinent pour former sur le devant un rebord étroit nommé l'arcade pubienne. Le bassin de la femme est ainsi préparé à devenir le premier berceau du petit enfant et à permettre son passage à la naissance.

Les hommes et les femmes ont les facultés intellectuelles qui leur sont nécessaires pour leur genre de vie particulier. L'homme est plus décidé et plus déductif, il procède graduellement, avec méthode, tandis que la femme arrive au but, par intuition, en moins de temps. Quoiqu'elle ne soit pas du tout incapable de déductions logiques, elle ne s'arrête généralement pas à raisonner, mais déclare « qu'elle sait que cela est ainsi », « qu'elle est sûre d'avoir raison. » Il est facile de se rendre compte qu'intellectuellement, aussi bien que physiquement, l'homme et la femme se complètent ; leurs conclusions, bien qu'amenées par des voies différentes, sont identiques. Si l'un des sexes voulait décréter sa supériorité intellectuelle, il ressemblerait à un plaideur engagé dans un procès, qui, tout à coup se nommerait arbitre et trancherait en faveur de sa cause.

Le système nerveux de la femme est plus affiné

et plus délicat que celui de l'homme. Sa grande impressionnabilité la rend plus apte à ressentir des émotions, joyeuses ou tristes ; elle éprouve un plus grand dégoût pour tout ce qui est grossier et vil. Ce qui est un plaisir pour l'homme n'en est pas toujours un pour elle, mais dans l'amour du *home*, des enfants, dans le domaine de la littérature, de l'art, de la musique et de la religion, elle surpasse ordinairement l'homme.

Appelée à porter le plus lourd fardeau de peines et de souffrances, elle a reçu de Dieu, par compensation, une plus grande force d'endurance. C'est ainsi qu'elle supporte bravement les douleurs de la maternité — douleurs dont l'homme ne peut se faire aucune idée.

Mais il y a encore d'autres différences entre les sexes, différences moins tangibles, peut-être, pour l'observateur superficiel, mais aussi réelles et importantes pour ceux qui cherchent à comprendre la sagesse insondable du Créateur.

Une de ces différences se constate lorsqu'on étudie la première manifestation de la vie humaine, en examinant le sperme du mâle et l'ovule de la femme.

Tout ce qui a vie sort d'un œuf ou d'une graine, dans le règne végétal comme dans le règne animal. Dans les formes de vie inférieure, chez les végétaux, ces œufs ou semences sont ordinairement produits à l'extérieur de la plante, tandis que chez l'oiseau, par exemple, l'œuf est produit à l'intérieur du corps et expulsé lorsqu'il a atteint sa grosseur normale, pour être couvé, jusqu'à ce que les petits en sortent en brisant la coquille.

Dans les formes de vie supérieure, l'œuf atteint sa maturité dans un organe du corps de la mère nommé ovaire. Chez la femme, tous les vingt-huit jours environ, un œuf mûr sort de l'ovaire, passe dans un tube qui l'attend et se dirige vers la matrice où il reste pendant quelques jours, attendant la venue de l'élément fertilisant du mâle, les spermatozoïdes. L'ovule humain est si petit qu'il en faudrait deux cents quarante placés les uns à côté des autres pour former une rangée de deux centimètres et demi. Les spermatozoïdes ne sont visibles qu'au microscope ; ils ressemblent un peu à des têtards et se meuvent dans un liquide, secrété par les organes reproducteurs mâles, nommé le sperme. En étudiant les caractéristiques de l'ovule et du spermatozoïde, on constate certaines différences que l'on voit se reproduire pendant tout le cours de la vie des hommes et des femmes.

En passant à travers le tube qui le transporte dans la matrice, l'œuf est passif, il ne se meut pas par une force inhérente à lui-même, mais il est amené à la place qui lui est assignée par les contractions du tube, de la même manière que la nourriture, mastiquée dans la bouche, parvient dans l'estomac par les contractions de l'œsophage.

Il en est tout autrement des spermatozoïdes. De même que vous voyez les têtards se mouvoir dans l'eau du ruisseau ou de l'étang, vous pouvez voir, au microscope, les spermatozoïdes se mouvoir avec une grande vigueur dans le sperme ; et quand ils ont été introduits dans le corps de la mère, ils gardent leur activité et montent dans la partie supérieure du vagin jusqu'à ce qu'ils trouvent l'entrée de la matrice. Ils y pénètrent et recherchent avidement l'ovule. S'il n'y en a point, ils restent dans l'utérus pendant quelques jours ou s'introduisent dans les trompes de Fallope, qui conduisent aux ovaires, et pénètrent même jusque dans ces organes à la recherche de l'ovule. Ils sont si nombreux qu'une goutte de sperme en renferme des centaines ; un seul d'entre eux, cependant, suffit à fertiliser l'ovule et à le rendre capable de former un être vivant.

Le Dr Napheys a dit : « Le sperme, soumis et gardé pendant 4 jours à une température de 0 °, puis dégelé, a conservé des spermatozoïdes aussi actifs qu'auparavant. » Dans son livre si intéressant, intitulé *La vie et l'amour*, Margaret Warner Morlay dit : « Sous le microscope, on voit les spermatozoïdes se mouvant constamment autour de l'ovule, jusqu'à ce que l'un d'eux, plus fortuné que les autres, pénètre dans la substance de l'œuf, non pour s'y perdre, mais pour former dans une union inexplicable, un nouvel être qui ne sera absolument semblable, ni à son père, ni à sa mère, et ressemblera cependant à tous les deux, chaque cellule ayant donné à cette nouvelle vie, certaines caractéristiques de l'être dont elle provient. »

Cette activité du sperme se manifeste aussi à la naissance de l'enfant, car les docteurs nous disent que le pouls d'un garçon bat, à ce moment, deux ou trois fois plus vite, par minute, que celui d'une fille. Les tissus du corps d'un mâle manifestent cette même supériorité d'activité, et ceci se remarque non seulement chez l'homme, mais chez toutes les créatures ; ils ont une plus grande tendance aux changements que ceux de la femelle. Dans chaque fibre de sa structure, celle-ci est tranquille.

Ainsi caractérisés par une vitalité plus accentuée, une force plus grande et une musculature plus accusée, nous devrions nous attendre à ce que les garçons résistent mieux que les filles aux maux qui atteignent la première enfance. Il n'en est rien. Des autorités compétentes nous affirment que les naissances de garçons sont de 5% plus nombreuses que celles de filles, mais au bout de cinq ans le nombre des filles est supérieur à celui des garçons.

Chose plus étrange encore, quand on considère à quels dangers la femme est exposée par la maternité, les recensements prouvent que les femmes parvenues à un certain âge sont plus nombreuses que les hommes.

La loi civile reconnaît la passivité de la nature féminine et la plus grande activité de la nature de l'homme, en considérant celui-ci comme le criminel dans toutes les affaires de mœurs. Quoique l'opinion publique soit plus sévère pour la femme que pour l'homme, c'est à lui cependant que la loi inflige le châtiment.

CHAPITRE III

Différences entre les sexes *(suite)*.

Les différences de tempérament que nous avons constatées entre l'homme et la femme, manifestent la sagesse du Créateur, et tout observateur attentif s'apercevra bien vite de leur utilité.

On peut dire que la femme est, dans la famille et dans la société, la force centripète qui assure la permanence, en attirant et en contrebalançant la tendance à fuir loin du centre et à produire le chaos. L'homme est la force centrifuge. L'impétuosité de sa nature tend à tout éloigner du centre, mais son influence empêche la gravitation sur un seul point, ce qui produirait l'immobilité. Ainsi la femme maintient la stabilité de la vie, pendant que l'homme en prévient la stagnation ; ces deux influences réunies établissent l'harmonie. La stabilité de la femme produirait l'immobilité ; l'impétuosité de l'homme conduirait à l'instabilité, à l'agitation et peut-être même au désordre. Comme dans la nature la force centripète et la force centrifuge se contrebalancent et maintiennent les sphères dans des orbites fixées, ainsi l'influence réciproque des deux sexes, dans la famille et dans la société, assure et maintient la balance égale. Bien qu'opposés de tendances, ils sont égaux en valeur et en utilité. Chacun d'eux est essentiel à la perfection, complète l'autre, et l'unité parfaite n'est assurée que par l'union des deux sexes.

Cette influence réciproque s'observe souvent chez des couples qui ont vécu ensemble pendant trente ou quarante ans, dans la paix et la bonne harmonie. D'année en année, ils se ressemblent davantage ; leurs visages, leurs expressions sont semblables. Leurs vues, leurs opinions s'harmonisent au point de créer une ressemblance mentale. Que cette ressemblance soit due, en partie, à ce qu'ils ont vécu de la même vie, respiré le même air, absorbé la même nourriture, partagé les mêmes joies, les mêmes douleurs, c'est incontestable ; mais par l'influence qu'ils ont exercée l'un sur l'autre, ils ont abandonné chacun une partie de leur personnalité et pris les traits physiques, intellectuels et moraux de l'autre. Leur union a constamment tendu à l'unité.

En ce qui concerne la religion, il y a aussi une notable différence entre l'homme et la femme. Celle-ci est plus sensible aux influences religieuses et, par nature, elle obéit plus facilement à Dieu que l'homme.

Cette nature plus religieuse de la femme est importante pour l'éducation des enfants. N'est-ce pas à elle qu'incombe le soin de leur inculquer les premiers principes moraux et religieux ? Les mères qui sont en déficit sous ce rapport, prouvent surabondamment ce que seraient le *home*, l'Eglise, la communauté et l'Etat, si Dieu n'avait pas doté la femme d'une nature plus religieuse et d'un sens de l'obligation morale plus développé qu'on ne le rencontre ordinairement chez l'homme. Son influence, à cet égard, se fait sentir dans la famille, non seulement sur les enfants, mais sur le mari lui-même.

Les différences intellectuelles et morales que nous avons observées entre l'homme et la femme servent à les compléter mutuellement ; elles sont aussi essentielles au développement de leur être que les différences physiques et sexuelles, qui les caractérisent, sont indispensables à la formation de l'union qui réunit les deux époux en un seul être, dans l'enfant, engendré du père et né de la mère.

Cette influence réflexe et réciproque d'un sexe sur l'autre, tendant à l'avantage mutuel des deux, se remarque clairement dans la nation, aussi bien que dans la vie de famille. Cette pensée est très bien exprimée par Margaret Warner Morley dans son livre, déjà cité, *La vie et l'amour :* « Chez les sauvages, dit-elle, la communauté, dans ses traits caractéristiques, se rapproche du type masculin ; comme lui, elle est égoïste, instable, variable. Ainsi qu'un troupeau de buffles erre à la recherche de nourriture et d'eau, rôdant sans relâche et détruisant tout ennemi sur son passage, la tribu sauvage n'a souvent pas de domicile fixe, mais erre de lieu en lieu ; si elle se fixe à quelque endroit, elle a de fréquentes guerres avec les peuplades voisines et est exposée à être détruite ou emmenée en captivité. Ceci est vrai de la communauté considérée comme un *tout*, comme nation ; d'autre part, quand on considère son organisation intérieure, elle est essentiellement féminine dans ses caractéristiques ; ses mœurs sont simples, stables, peu accessibles aux changements. Elle ne crée rien, n'invente rien. »

Chez les peuples civilisés, au contraire, la nation considérée comme un *tout*, emprunte ses meilleures caractéristiques au type féminin. Elle devient stable, moins susceptible de changements. Elle ne recherche pas la guerre, mais préfère la paix et devient de plus en plus paisible et altruiste. Tandis que ces différences extérieures s'accentuent, des changements correspondants s'opèrent dans la vie intérieure de la nation civilisée ; elle tend à se rapprocher du type masculin. Des inventions et des innovations changent l'ordre des choses. L'existence nationale est établie, mais celle de l'individu nécessite une lutte ardente. Les compétitions deviennent terribles ; la lutte entre le travail et le capital s'accentue, et l'exercice de l'énergie individuelle se transforme en un effort intense pour acquérir le prestige et la position, la richesse et le pouvoir. Ainsi se développent les plus hautes facultés de l'homme.

Donc, en se rapprochant du type féminin, la nation, comme *tout*, abandonne les traits les moins recommandables du type masculin et conserve les meilleurs. Le goût de la guerre disparaît, mais le courage subsiste, et l'énergie trouve une direction meilleure et plus noble. Unissant ainsi les meilleures caractéristiques des deux types, elle en forme un tout harmonique.

Nous relèverons encore quelques passages intéressants du livre de Mme Morley : « Certains changements qui se sont produits dans la nation, se remarquent aussi chez les individus qui la composent. Les sexes ne se distinguent pas d'une manière tranchée dans le domaine intellectuel et moral. L'égoïsme, la variabilité, l'activité, traits caractéristiques du type masculin ont été adoucis, modifiés, *féminisés* pour ainsi dire. Dans le type masculin supérieur, les plus nobles traits du caractère féminin se sont fondus avec les meilleurs traits du caractère masculin. L'instinct du combat, par exemple, est devenu le courage moral ; la tendance à la variabilité s'exprime en développement intellectuel ; l'instabilité et le besoin de mouvement sont devenus des qualités intellectuelles plutôt que physiques et se traduisent par des inventions et des découvertes.

« Brave et doux, fort et tendre, inventif et patient, le type masculin supérieur doit cette supériorité à la puissance transformatrice et illuminatrice des qualités féminines.

» De même, dans le type féminin supérieur, nous retrouvons les meilleurs traits du type masculin unis aux meilleurs traits du type féminin. L'altruisme, par exemple, a été rendu plus sensé par l'exercice de la raison ; la stabilité ou l'inertie a été modifiée, afin de ne pas devenir une barrière insurmontable au progrès. Le besoin de variabilité a été augmenté, la nature plus négative a progressé du côté de la nature positive. Le courage, l'ingéniosité et une plus grande force de perception intellectuelle sont l'apanage de la femme civilisée. La sujétion à l'homme diminue à mesure que son esprit s'élève. Elle devient son égale, son autre moitié, sans laquelle sa vie ne saurait être complète.

» Mais ces emprunts mutuels d'un sexe à l'autre ne signifient absolument pas que les deux sexes se confondent en un seul, supprimant leurs différences et, du même coup, l'attraction sexuelle. Cela signifie seulement que tout en développant, le plus possible, ses qualités masculines, l'homme y ajoute un nouveau charme, une grâce subtile, une irrésistible beauté. De même, la femme en développant, au plus haut point, ses qualités féminines, y ajoute une nouvelle force, une sympathie plus profonde et plus étendue, un rayonnement et une beauté plus nobles.

» L'esprit est un puissant stimulant ; par lui, les deux sexes ont été réunis dans une union intellectuelle, de laquelle sont nés : un nouvel homme, possédant les qualités masculines dominantes, développées et enrichies par leur union avec les caractéristiques féminines, et une nouvelle femme dont les qualités féminines bien développées sont rehaussées par l'énergie et l'activité qui distinguent le type masculin. »

En harmonie avec ce qui précède, étudions rapidement le tempérament sexuel et les tendances des époux.

La nature active du sperme du mâle et la passivité de l'ovule de la femme caractérisent les deux sexes, dès l'origine de leur existence. La fréquence du pouls du petit garçon, à sa naissance, plus tard, son goût pour les exercices violents, sa vie si active pendant l'adolescence, tous ces traits caractéristiques se retrouvent dans son développement viril et dans ses relations conjugales.

Sauf de rares exceptions, c'est l'homme qui, dans le mariage, recherche les rapports conjugaux. Les femmes recherchent rarement les caresses intimes de leurs maris ; elles y sont généralement indifférentes, parfois même absolument hostiles. Il est heureux qu'il en soit ainsi, car si elles y tenaient autant que l'homme, la nature sexuelle du mari serait mise à une si fréquente contribution que le pouvoir reproducteur serait, ou totalement détruit, ou si affaibli que la race dégénèrerait en pygmées physiques, moraux et intellectuels.

La passivité de la femme est la protection du mari, ainsi qu'une source de bénédictions pour les enfants.

D'autre part, la négligence ininterrompue et complète de la relation sexuelle est sagement vaincue, dans l'intérêt même de la femme, par la plus grande activité sexuelle du mari. Ainsi, chacun des époux apporte dans les relations conjugales des inclinations et des penchants qui modifient ceux de l'autre conjoint, au bénéfice mutuel des deux.

Si chacun des époux reconnaissait et acceptait volontairement l'influence modificatrice de l'autre, la discorde et le malheur qui empoisonnent tant de vies et de foyers, feraient place à l'accord et au bonheur.

Avant de clore ce chapitre, il sera intéressant d'observer quelques ressemblances dans les organes reproducteurs des deux sexes et de remarquer, qu'en modifiant leur forme et leur office, le Créateur a pourvu à ce que les organes extérieurs de l'homme devinssent les organes intérieurs de la femme.

Pour comprendre ce que nous avons à dire brièvement sur ce sujet, il est bon de rappeler que, chez l'homme et les animaux, les caractéristiques physiques qui peuvent être considérées comme strictement féminines se trouvent, sous une forme rudimentaire, chez le mâle, et vice-versa. Une seule constatation suffira : les mamelles du mâle ne sont que les mamelles de la femelle à l'état rudimentaire.

Le mâle n'a pas seulement le simulacre de certains organes qui caractérisent l'autre sexe, il les possède réellement.

Ce fait a été prouvé par des cas de développement sexuel anormal qui se sont produits, à de longs intervalles, dans différents pays. Il est arrivé que des hommes, en donnant leur poitrine à téter, ont pu avoir du lait et nourrir un enfant.

Comme l'os pubis se modifie, par des changements de forme variés, pour s'adapter aux nécessités de chaque sexe, ainsi, dans une large mesure, les organes reproducteurs sont à l'origine, les mêmes chez l'homme que chez la femme.

Si vous élargissez l'incurvation du bassin et renfoncez le scrotum du mâle à l'intérieur du corps, cela correspondra au vagin et à la matrice de la femme. Placez les testicules à droite et à gauche, vous aurez les ovaires, tandis que les cordons spermatiques formeront les trompes de Fallope. Sans changer sa position, diminuez le membre sexuel du mâle et vous aurez le clitoris de la femme.

Ainsi avec quelques changements de position et quelques légères modifications de forme et de fonctions, ce qui semble à l'observateur superficiel tout à fait différent chez les deux sexes, n'est après tout que des formes diversifiées des mêmes organes.

Cette constatation fait ressortir d'une manière inattendue la sagesse avec laquelle Dieu a créé toutes choses ; car de même que ces organes se modifient d'un sexe à l'autre, tout en restant cependant semblables dans leur origine, tous les autres organes et toutes les autres facultés qui, ensemble, constituent l'individualité peuvent se modifier pour s'adapter à la nature physique, intellectuelle, sociale et morale, dans une unité harmonique de la personnalité.

CHAPITRE IV

Qualités indispensables aux époux.

Avant de parler au mari de ce qui concerne sa femme et ses enfants, il est important que nous l'instruisions de ce qui le concerne lui-même, car le bonheur de sa vie conjugale dépend autant de son développement mental, physique et moral que des qualités de sa compagne.

Pour que votre femme ait un intérieur agréable, une vie heureuse et utile, il lui faut un mari qui sache, au besoin, sacrifier ses goûts et ses habitudes, un mari qui ne fréquente ni les cafés, ni les clubs, ni les loges maçonniques, qui sache se priver de son cigare et n'épargner ni temps, ni argent, pour assurer le confort et le bonheur de sa famille.

Il y a des milliers de foyers dont le malheur, la misère même, n'ont pas d'autre cause que la négligence et l'égoïsme du mari et son manque d'égards pour sa femme.

Assurément vous tenez à rendre heureux votre femme et vos enfants, sachez donc les associer à vos plaisirs et faire de votre foyer le centre même de vos préoccupations.

Un mari imprévoyant, extravagant, égoïste et négligent peut faire, très vite, d'une jeune femme qui promettait beaucoup, une ménagère aigrie, mécontente et une mère lasse et indifférente. Dans la plupart des cas, la ruine du ménage provient de la paresse, du mauvais caractère, des habitudes d'intempérance, de la brutalité du mari, de la négligence de la femme et de l'absence totale de sentiment religieux. Remplissez consciencieusement votre devoir envers votre femme et vos enfants, et si, malgré tout, votre maison et votre bonheur sombrent, vous n'en serez pas responsable.

L'amour du *home* est généralement plus développé chez la femme que chez l'homme. Apprenez à l'aimer autant qu'elle, et vous parviendrez à une harmonie de pensées et de goûts qui contribuera grandement au confort et au bonheur de tous deux. Parez votre intérieur de vos propres mains, embellissez-le de toutes manières ; vous y réussirez, même avec des moyens limités, et tout effort ou tout sacrifice que vous ferez dans ce but en augmentera le prix à vos yeux et vous attachera plus fortement l'un à l'autre. Les oiseaux ne donnent-ils pas l'exemple aux jeunes époux lorsque, au printemps, mus par la même impulsion, et en prévision des petits qui viendront bientôt l'habiter, ils construisent leur nid avec tant d'amour et de joie ?

Souvenez-vous du temps de vos fiançailles ; continuez à avoir ces petites attentions qui rendaient si heureuse celle que vous désiriez obtenir pour compagne de votre vie. Comment votre femme pourrait-elle vous aimer et vous respecter, si vous la négligez et l'abandonnez ? Pendant vos fiançailles, le club, le café et la société de vos amis avaient perdu leur attrait pour vous ; vous préfériez sa compagnie à toutes les autres ; pourquoi n'en serait-il plus ainsi ? Votre foyer doit être votre club, et aucune société, aucun cercle, aucun rendez-vous ne doit avoir le pouvoir de vous éloigner de votre femme et de votre intérieur.

Il est vrai que certains hommes fréquentent ces lieux de plaisir parce qu'ils sont chassés de chez eux par une femme négligente ou acariâtre ; mais ce sont des exceptions. Dans la majorité des cas, la faute en est, en grande partie sinon entièrement, au mari et provient de son insouciance ou plus fréquemment encore de son égoïsme.

Il y a quelque temps, j'eus l'occasion de pénétrer chez un ouvrier serrurier que je voulais charger d'une besogne pressante. C'était entre huit et neuf heures du soir; la nuit était obscure. Personne ne répondit d'abord à mon appel. Enfin, une jeune femme pâle, fatiguée, tenant une lampe d'une main et un petit enfant de l'autre, m'ouvrit la porte de ce triste intérieur. Le mari n'était pas encore rentré, et sa compagne me dit que je le trouverais certainement au bureau des péages, ou chez le sellier, ou à l'épicerie. Cet homme avait donc l'habitude, par froide indifférence ou négligence égoïste, de passer ses soirées hors de chez lui, en laissant sa femme et son petit enfant seuls à la maison. Je voudrais que ce cas fût une exception, mais on en compte malheureusement des milliers dans toutes les classes de la société, aussi bien à la campagne qu'à la ville.

— « Quand je me marierai, mon *home* sera mon club, » disait un jeune commis-voyageur célibataire, en revenant d'une visite qu'il avait faite à un ami marié, possédant un joli intérieur, et chez lequel il avait compté jouir des joies de la famille. Aux premiers mots qu'il adressa à cet ami, en s'asseyant dans son salon, celui-ci lui dit : « Venez avec moi, je veux vous montrer le nouveau local, si bien aménagé, de notre club. »

— « Mais je ne suis pas venu pour cela, » répliqua-t-il, « je suis venu pour vous voir, ainsi que votre famille. »

— « Certainement », fut la réponse, « mais vous aurez le temps de nous voir ensuite ; pour le moment, partons ; nous passerons la soirée avec des amis. »

De nouvelles protestations auraient été désobligeantes, et le visiteur dut céder. Les heures se succédèrent, et minuit sonna avant qu'il pût décider son hôte, qui commençait à éprouver les effets de la boisson, à l'accompagner chez lui.

Le lendemain matin, l'hôte, qui évidemment ne

trouvait rien de condamnable à son club, demanda à son ami : « Eh bien, comment avez-vous trouvé notre installation ? »

— « Les salles sont très bien meublées, » fut la réponse évasive.

— « Mais ce que je désire savoir, c'est si vous vous y êtes amusé ? »

— « Vous me posez une question directe, je vais vous répondre franchement. Je suis célibataire, mais j'espère me marier prochainement. Si mes affaires continuent à prospérer, je compte m'établir dans un appartement confortable et passer mes soirées à la maison, avec ma femme et mes enfants. Si jamais je sentais le besoin de négliger ma famille et mes affaires, je pense que j'atteindrais facilement ce but en passant mes soirées dans votre club. Pour le moment, je suis plus décidé que jamais à faire de mon *home*, mon club. »

Ne croyez pas cependant, que nous voulions exiger qu'un homme reste toujours à la maison, qu'il ne sorte jamais pour rechercher un peu de récréation, de distraction ou de société. Il n'en est rien. Ces choses sont souvent nécessaires à sa santé, à son bonheur et à son bien-être. Mais ne sont-elles pas essentielles aussi à la santé, au bonheur et au bien-être de sa femme ? S'il veut de la distraction, le soir, qu'il la cherche dans des endroits où il puisse conduire sa femme et lui faire partager sa jouissance. Si les devoirs de famille ou le soin des enfants rendent impossibles les sorties à deux, le mari devra partager avec la femme le temps consacré aux devoirs ou au plaisir. S'il a vraiment l'amour paternel développé, le privilège de rester, à son tour, à la maison pour passer la soirée avec ses enfants, lui procurera plus de plaisir qu'il n'en aurait éprouvé ailleurs.

Le mari doit avoir soin d'assurer à sa femme une somme suffisante de délassement et de jouissances. La distraction lui est d'autant plus nécessaire que sa vie est plus monotone ; une jeune femme ne peut être maintenue en bonne santé et de bonne humeur sans cela.

Souvenez-vous cependant que bien des délassements et des distractions peuvent être goûtés à la maison, de telle façon que les enfants et ceux qui habitent sous votre toit en aient aussi leur part. Si vous êtes des parents tendres et dévoués, vous préférerez la famille et la compagnie de vos enfants à toute autre société. Des époux fidèles et bien équilibrés n'ont pas besoin d'être instruits à cet égard ; ils sauront comment prendre soin de leurs enfants, tout en ne sacrifiant pas leur santé et leur bien-être.

Les maris, jeunes ou vieux, feront bien de réfléchir à ces choses ; quant à ceux qui seraient trop enclins à laisser à leur femme tout le souci et tous les devoirs du ménage, il leur sera bon de lire et de méditer les lignes suivantes, dues à la plume du docteur Isaac Farrar :

« Dans quelle disposition d'esprit rentrez-vous

auprès de votre compagne, en quittant votre travail ? Ne trouvez-vous pas souvent, au logis, une femme fatiguée qui a eu un dur labeur à accomplir pendant toute la journée ? Le soin des enfants, la direction d'une servante incapable ont absorbé son temps au point qu'elle n'a pu faire sa toilette et se tenir prête à vous recevoir comme vous l'auriez désiré. Essayez alors d'être un mari affectueux et sympathique ; embrassez tendrement votre vaillante compagne et dites-lui :

— Ne te tourmente pas, chérie, je suis rentré de bonne heure aujourd'hui. Repose-toi pendant que je mettrai au lit Clara et Alfred, et si Frank vient demander à souper, je dirai à Brigitte ce qu'elle doit lui donner.

» Veillez ensuite à ce qu'on ne frappe pas les portes pendant qu'elle repose, et décidez-la à prendre ainsi un peu de repos chaque jour. Souvenez-vous que ses occupations sont plus mesquines et plus énervantes que les vôtres. Une femme doit être à la fois : une dame pour recevoir les visites, une domestique pour soigner les enfants, une ménagère pour diriger les travaux de la cuisine, tandis qu'un homme n'a qu'un seul métier ou qu'une seule profession.

» Quand vous conversez avec votre femme, le soir, ne vous appesantissez pas sur la « rareté de l'argent » car elle en sait peut-être plus long que vous sur ce sujet. Et si les comptes de ménage augmentent chaque année, souvenez-vous que la famille augmente aussi. Ne la fatiguez pas en constatant que vos enfants ne sont pas des anges, car vous savez fort bien qu'ils ne peuvent l'être sur cette terre !

» Quand les enfants sont au lit et que la maison est tranquille, ne vous enfoncez pas dans votre fauteuil pour savourer en silence votre journal, comme s'il ne contenait rien de nature à intéresser une femme intelligente. Les journaux, lus égoïstement par des maris insouciants ont fait « grincer les rouages » dans plus d'un heureux intérieur.

» Racontez-vous à votre femme des anecdotes qui l'égayent ? Lui apportez-vous des fleurs ? Vous donnez-vous la peine d'être aimable et captivant pendant les longues soirées où vous êtes en tête-à-tête ? Veillez-vous à votre tenue comme s'il y avait là d'autres personnes à qui vous désiriez plaire ? Je suis porté à croire qu'elle serait plus facilement excusable de n'avoir pas fait sa toilette, que vous de conserver une tenue négligée, ô le plus noble des maris !

» N'excusez pas votre manque d'égards, car ils seraient aussi agréables à votre femme fatiguée et parvenue à l'âge de quarante-cinq ou cinquante ans, qu'ils lui étaient précieux à vingt-cinq ans, alors que vous lui promettiez de lui être fidèle et de l'aimer pendant toute la vie. Avez-vous honorablement tenu votre promesse ?

» Vous me répondez : — Ma femme sait que je l'aime, et cela lui suffit. — Cela se peut, mais il lui serait certainement agréable d'en avoir des preuves de temps en temps. S'il y avait plus de prévenances journalières de la part des maris, il y aurait moins d'épouses au cœur meurtri. »

Toutes les femmes aiment à être courtisées et gagnées par l'affection ; après le mariage, elles aiment à se savoir appréciées et réclament les mêmes attentions, la même tendresse. Aucun homme, même s'il était assez égoïste pour ne rechercher que la satisfaction de ses sens et son bien-être personnel, ne refuserait au moins un peu de considération et quelques prévenances à sa femme. Mais le *home* où ces sentiments doivent être feints, parce qu'ils ne peuvent être ressentis, inspire un sentiment de profonde pitié.

Si même vous découvriez jamais chez votre femme la moindre manifestation d'indifférence et d'éloignement, abstenez-vous de toute parole de reproche et essayez de regagner son amour par les mêmes procédés que vous avez employés pour l'obtenir, il y a plusieurs mois ou plusieurs années. Nous vous accordons qu'il y a quelques femmes intraitables, mais elles sont rares, heureusement.

Un grand nombre d'hommes sont très déçus par le mariage ; il ne leur faut pas beaucoup de temps pour constater que cette relation ne leur apporte pas le bonheur qu'ils en attendaient, et ils en concluent que le mariage est un leurre. Ils sont dans l'erreur parce qu'ils appartiennent à la classe

de ceux qui ont des idées fausses et viles au sujet
de la femme et des relations conjugales. Ils esti-
ment que la femme a été créée uniquement pour
satisfaire les convoitises illimitées de l'homme. Ils
pensent que la loi sanctionne la passion la plus
grossière et que, par la cérémonie nuptiale, la
femme renonce à tous ses droits sur son propre
corps. Ces hommes sont dépourvus de tout sens
moral ; même dans la rue, ils tendent leurs filets
pour faire tomber d'innocentes jeunes filles ; ils
ne respectent pas la sainteté du foyer conjugal, et
leur vie ressemble à la trace visqueuse d'un ser-
pent venimeux. Ils sont incapables de comprendre
ce qu'est une union pure.

Lors même qu'un homme aurait une belle apparence et posséderait une grande fortune, s'il a
des idées aussi viles sur la femme et son rôle dans
le mariage, il n'est pas digne d'avoir une compagne, car il est le déshonneur de sa mère, de tous
les hommes honnêtes et de son Créateur.

Le bonheur de plus d'un intérieur a sombré dans
la première lutte qui devait assurer la prédomi-
nance de la volonté d'un des conjoints. Nous avons
entendu des jeunes femmes se vanter d'avoir lutté
avec leurs maris, pour des choses sans importance,
dans le seul but de leur apprendre, dès le début,
qu'elles ne voulaient pas leur reconnaître le droit
de commander. Beaucoup de jeunes femmes n'aiment pas le mot « obéir, » que contient la liturgie
du mariage, et lui substituent volontiers le mot

« chérir ». Il va sans dire que si derrière le verbe obéir se cachait une impérieuse domination de la part du mari, il faudrait l'abolir au plus vite. Cependant, il y a néanmoins une grande dose de vérité dans la déclaration de Napoléon disant qu'il préférerait avoir son armée commandée par un seul mauvais général que par deux bons. L'exécution fidèle d'un plan tout ordinaire vaut mieux que celle qui résulte de vues différentes et d'opinions divergentes.

Dans une allocution faite au premier Congrès national de mères à Washington, Hamilton Cushing, chef du Département ethnologique du gouvernement, donna d'intéressants détails sur les coutumes qui règnent parmi certaines peuplades d'Indiens. Ceux-ci reconnaissent la suprématie de la femme en toutes choses. Les hommes ne peuvent rien posséder que par leurs mères, leurs sœurs et leurs épouses. Dans beaucoup de mariages, la femme est reconnue comme la supérieure de son mari, tandis que la coutume universelle parmi les nations civilisées, est de reconnaître le mari comme le chef de la famille. Il faudrait se souvenir cependant que par ces paroles : « le mari est le chef de la femme, » la Bible n'octroie pas du tout au mari une domination impérieuse sur sa femme. Il doit être son chef « comme Christ est le chef de l'Eglise, » avec un tendre amour et beaucoup d'égards.

L'enseignement scripturaire sur le mariage est si important et si beau que nous tenons à donner ici, en entier, deux des principaux passages. Ce

qui concerne la femme est imprimé en lettres ita-
liques et ce qui concerne le mari, en lettres capi-
tales ; mais pour que le lecteur comprenne bien la
relation qui existe entre ces deux ordres de vérités,
il est nécessaire qu'il lise attentivement le contexte
entier. Dans le Ve chap. de sa lettre aux Ephé-
siens, Paul écrit ce qui suit : (versets 22 à 33)

« *Que les femmes soient soumises, chacune à son
mari, comme au Seigneur. Car le mari est le chef
de la femme, comme Christ est le chef de l'Eglise, lui,
le Sauveur du corps ; de même que l'Eglise est soumise
au Christ, de même les femmes doivent se soumettre en
tout à leurs maris.* VOUS, MARIS, AIMEZ VOS FEMMES,
COMME LE CHRIST A AIMÉ L'EGLISE ET S'EST LIVRÉ, LUI-
MÊME POUR ELLE, pour la sanctifier par sa parole,
après l'avoir purifiée et lavée dans l'eau, afin de faire
paraître à ses yeux cette Eglise, brillante de beauté,
sans tache, ni ride, ni rien de semblable, mais sainte
et sans défaut. DE MÊME AUSSI, LES MARIS DOIVENT AIMER
LEURS FEMMES COMME LEURS PROPRES CORPS ; celui qui
aime sa femme, s'aime lui-même. Personne ne se met
à haïr son corps ; on le nourrit, au contraire, on en
prend soin, et c'est ainsi que le Christ en use envers
l'Eglise, envers nous, qui sommes les membres de son
corps. A cause de cela, l'homme laissera son père et sa
mère, pour s'attacher à sa femme, et ils seront deux
dans une chair. Ce passage est bien mystérieux ; moi,
je l'explique en l'appliquant à Christ et à l'Eglise. En
tout cas, CHACUN PARMI VOUS DOIT AIMER SA FEMME
COMME SOI-MÊME, et la femme doit respecter son mari[1]. »

[1] Version Stapfer.

La suprématie relative du mari dans la famille est clairement décrite dans ce passage. La femme doit reconnaître son autorité, comme l'Eglise reconnaît l'autorité du Christ. Mais le mari doit l'exercer dans le même esprit que le Fils de Dieu, et avec le même amour qui l'a conduit au sacrifice de lui-même, soit pendant sa vie, soit par sa mort rédemptrice, pour le salut et le bonheur des croyants qui constituent l'Eglise de Christ.

Voici maintenant l'enseignement de Pierre dans sa première épître, chap. III, versets 1 à 7 :

« Et vous femmes, *soyez de même soumises chacune à votre mari ;* afin que ceux d'entre eux qui seraient rebelles à la parole soient gagnés, en dehors de la parole, par la conduite de leurs femmes, considérant que cette conduite est chaste et réservée. Cherchez, non la parure du dehors, qui consiste à s'entrelacer les cheveux, à porter des bijoux d'or, à mettre des riches vêtements, mais la beauté cachée du cœur, le charme impérissable d'un esprit doux et tranquille ; voilà la richesse devant Dieu. Tel était l'ornement des saintes femmes d'autrefois, espérant en Dieu, soumises chacune à son mari, Sara, par exemple, qui obéissait à Abraham et l'appelait son Seigneur, Sara, dont vous êtes devenues les enfants en faisant le bien sans crainte, sans aucune appréhension. »

« Et vous, maris, comportez-vous sagement avec vos femmes ; comme avec un sexe plus faible ; ayez pour elles des égards comme pour des cohéritières de

LA GRÂCE DE LA VIE, afin que vos prières ne soient pas troublées. »

Cet enseignement est aussi très beau et impressif. C'est le privilège et l'honneur de la femme de se soumettre à un époux chrétien, aimant et prévenant ; lors même que son mari ne serait pas chrétien, mais « rebelle à la parole, » elle suivra cet enseignement, afin que par « sa conduite chaste et réservée » et « le charme impérissable d'un esprit doux et paisible », elle puisse le gagner à Christ.

Le mari doit avoir des égards pour sa femme et se souvenir de la nature spéciale de ses organes reproducteurs et de leurs fonctions ; car c'est à ceci que Pierre fait allusion ; puis il met en lumière la sainteté du mariage, en attirant l'attention de l'époux sur ce que sa femme est « cohéritière de la grâce de la vie. » En d'autres termes, Dieu a fait l'homme et la femme héritiers de son pouvoir créateur, « cette grâce de la vie » qu'ils exercent dans l'acte de la reproduction. Les maris doivent être intelligents et pleins d'égards, pour pouvoir « se comporter sagement avec leurs femmes. »

Il semble à peine nécessaire de mentionner que le travail est essentiel au bonheur de la vie conjugale, et cependant bien des ménages, semblables à des vaisseaux flottant désemparés sur la mer, sans cargaison et sans but, ont échoué sur l'écueil de l'oisiveté. Il y a mille voies qui mènent à cet écueil, il n'y a qu'un chemin pour amener le navire, sain et sauf, au port désiré.

En instituant la loi du travail, Dieu a conféré une grande bénédiction à l'homme. Les paresseux sont malheureux. Le travail est nécessaire pour entretenir la santé, équilibrer et discipliner la nature sexuelle ; il maintient l'esprit dans d'heureuses dispositions ; il est indispensable au bonheur du *home* et à la bonne direction de la vie.

Même s'il a manqué d'ardeur au travail pendant sa jeunesse, un mari ne pourra aimer sa femme et ses enfants, sans ressentir l'obligation de travailler pour subvenir aux besoins du présent et aux éventualités de l'avenir. De son énergie, de ses forces et de son intelligence, dépendent non seulement le bien-être des siens, mais encore leur destinée temporelle et éternelle. Que ce soit votre idéal. Tous les hommes ne peuvent pas amasser des richesses, et ce n'est pas nécessaire ; souvenez-vous que beaucoup de choses, procurées par l'énergie et le travail, sont plus précieuses que l'or. Tandis que le travail est salutaire, une grande fortune est rarement une bénédiction. Il y a beaucoup de philosophie dans cette déclaration faite par un homme riche : « J'ai travaillé comme un esclave jusqu'à quarante ans, pour établir ma fortune ; puis ensuite, je l'ai gardée et surveillée comme un agent de police — sans obtenir d'autre récompense que mon logement, ma nourriture et mes vêtements ! » Une noble ambition, secondée par des efforts virils, vous assurera, ainsi qu'à votre famille, ce que la richesse ne peut procurer.

Nous serions peu soucieux de vos meilleurs intérêts et infidèle envers Celui qui nous a inspiré ces pages, si nous ne vous parlions pas de ce que vous possédez de meilleur, de ce qui doit — selon la volonté de votre Créateur — dominer sur tout votre être : votre nature morale.

Si vous voulez rendre votre femme heureuse, ne la laissez pas soutenir seule les luttes de la vie chrétienne. Elle souffrira, si le plus cher de ses amis terrestres, la laisse s'avancer seule vers la vie future. Vous doublerez ses difficultés si, par votre vie et votre exemple, vous détruisez l'effet de ses principes. Ne vous contentez pas d'être, pour vos enfants, un poteau indicateur leur montrant le chemin à suivre, mais soyez le guide qui les y conduira. Vous n'avez pas fait tout votre devoir en permettant au Sauveur de venir habiter dans votre maison comme hôte de votre femme et Sauveur de vos enfants, car il est venu pour vous sauver, vous aussi.

Il ne suffit pas, mon cher frère, que vous donniez, de temps en temps, quelque contribution à l'église, que vous envoyiez vos enfants à l'école du dimanche et que vous fréquentiez le culte à de rares intervalles. Il vous faut vivre, avec votre femme et vos enfants, d'une vie vraiment chrétienne sur laquelle la mort elle-même n'aura aucune prise.

Et en le faisant vous attirerez, sur vous et les vôtres, les bénédictions matérielles qui accompagnent une vie chrétienne conséquente. Paul l'a dit : « La piété est utile à tout puisqu'elle a la promesse de la vie présente et celle de la vie à venir. » Nous vous accordons que tous les chrétiens ne sont pas riches, et que tous les hommes irréligieux ne sont pas pauvres. Si vous rencontrez des impies, possesseurs de grands biens, la raison n'en serait peut-être pas très difficile à trouver, même d'après l'Ecriture. Leurs richesses peuvent être dues à l'accomplissement de la promesse de la bénédiction de Dieu s'étendant sur les enfants des justes, de génération en génération. Ils peuvent avoir eu des parents ou des ancêtres pieux. Il se peut aussi que, selon la déclaration de la Bible, le bien du méchant soit conservé pour le juste et que le possesseur irrégulier actuel conserve cette fortune pour les descendants pieux qui viendront après lui. Ou encore, en lui conservant ses biens, Dieu a-t-il peut-être en vue son salut, car il nous est dit que « la bonté du Seigneur nous convie à la repentance. »

Les conditions actuelles ne peuvent du reste être déterminées par quelques cas exceptionnels. Il n'en est pas moins vrai que « la bénédiction de l'Eternel est celle qui enrichit. »

« Si l'Eternel ne bâtit la maison
  Ceux qui la bâtissent travaillent en vain.
En vain, vous levez-vous matin, vous couchez-vous tard,
  Et mangez-vous le pain de douleur.
  Il en donne autant à ses bien-aimés pendant leur sommeil. »

Et Jésus lui-même, n'a-t-il pas donné cet ordre qui renferme aussi une magnifique promesse : « Cherchez premièrement le royaume de Dieu et sa justice, et toutes ces choses (la nourriture et le vêtement) vous seront données par surcroît. »

A ne considérer que votre bien-être temporel, il vaudrait encore la peine que vous fussiez chrétien. Mais il y a plus : outre les bénédictions relatives à la vie présente, vous obtiendrez celles qui concernent la vie future, et vous entrerez dans le repos de Dieu.

CHAPITRE V

Pertes physiques qu'occasionne la procréation.

Avant qu'un vaisseau sorte du port, avec sa cargaison de marchandises et de vies humaines, on examine la boussole. Bien qu'elle pointe le nord, elle peut être troublée dans ses indications par la nature de la cargaison. La déviation peut être très légère, et pour un court voyage, cela n'entraînerait aucune conséquence fâcheuse. Mais pour un voyage au long cours, les intérêts en cause sont trop importants pour laisser subsister aucun risque.

Avant d'entreprendre le voyage de la vie conjugale, il est essentiel, pour la pureté et la sécurité des époux et pour le bien d'autres vies qui dépendront d'eux, d'examiner sérieusement les principes qui dirigeront le mari et la femme; les erreurs pourront ainsi être reconnues et corrigées, et le naufrage de vies humaines — bien plus important que celui d'un vaisseau — être évité.

Les notions fausses qu'ont beaucoup de jeunes gens sur le mariage, proviennent du manque de sincérité des conversations de personnes plus âgées et expérimentées, sur la relation sexuelle. On a si peu écrit ou si peu parlé, avec pureté et respect de ce qui se rapporte au sexe, que beaucoup de gens honnêtes ont banni ce sujet de la conversation ordinaire. Il en est résulté une ignorance générale et de graves erreurs. Cette ignorance est exploitée par ceux qui ont tout intérêt à entraîner au vice les jeunes gens, en leur faisant accepter comme vérités, des notions exagérées, déraisonnables et souvent même tout à fait fausses.

Pour bien comprendre la relation sexuelle, il est bon d'étudier la vie reproductive chez les plantes et les formes inférieures de la vie animale; les conclusions que nous tirerons de cette rapide étude nous aideront à comprendre les rapports sexuels entre l'homme et la femme.

Si nous allons auprès d'une mare, et si nous introduisons notre doigt sous la mousse verte qui couvre sa surface, nous toucherons une des formes végétales les plus simples, connue sous le nom de *spirogyre*. D'innombrables fils verts, semblables à des cheveux, se trouvent les uns à côté des autres, en étroite proximité, mais ne se touchent pas. Sous le microscope, on voit que chacun de ces fils est composé de cellules, ayant la forme d'un tube, et placées bout à bout de manière à former une tige ressemblant à une tige de bambou avec ses différentes sections.

Au printemps, quand ces fils approchent de la maturité, à ce mystérieux moment où la nature s'épanouit en un renouveau de vie, chaque cellule éprouve une étrange et irrésistible attraction pour sa voisine. Elles se rapprochent, entrent en contact et un nouveau germe prend naissance, tandis que les anciennes cellules périssent. La semence, ainsi fertilisée, contient la spirogyre de l'année qui suivra, mais sa naissance a coûté la vie de la plante maternelle, les fils qui vivaient dans l'écume verte n'existent plus ; le nouveau germe tombe au fond de la mare, où, à travers les sécheresses de l'été et les glaces de l'hiver, il habitera en sûreté jusqu'à la résurrection de la vie, au printemps prochain.

Ce sacrifice de la vie des parents dans l'acte de la reproduction se retrouve dans d'autres formes de vie plus élevées, principalement chez les poissons. Sous la poussée de vie qui se produit à certaines époques, l'organisme s'éveille, le poisson grossit ; son corps semble atteindre sa perfection et sa beauté ; les mâles et les femelles cèdent alors à une impulsion sexuelle qui devient fatale à des millions d'entre eux. Quand une morue a expulsé de son corps ses innombrables œufs, sa vitalité est considérablement diminuée. Le mâle de son côté perd l'appétit, son corps subit des transformations, sa peau change de couleur, il devient irritable et se bat avec ses congénères.

La fatigue des longs voyages qu'entreprend le saumon pendant la période du frai et les effets déprimants de l'acte de la reproduction sont si grands que peu d'individus leur survivent. Les mêmes résultats se produisent pour l'alose, surtout chez le mâle ; chez la femelle ils sont moins marqués et moins destructeurs, sa nature passive est sa sauvegarde.

Les effets néfastes de la reproduction se font aussi remarquer chez les insectes. Il semble, pour certains d'entre eux, que cet acte soit le but et le couronnement de la vie du mâle, car sa mort survient bientôt après. La femelle meurt aussi, après avoir pondu ses œufs dans un endroit où les larves qui en sortiront trouveront nourriture et abri. Chez quelques espèces, l'accouplement se fait dans les airs et, quelque étrange que cela paraisse, les organes sexuels du mâle et de la femelle ne se développent que pour ce court moment de la transmission du principe vital et du dépôt de l'œuf dans un endroit sûr.

La ruche, avec ses centaines d'abeilles, illustre le sujet dont nous nous entretenons. Le mâle est un faux-bourdon ; sa seule utilité semble être d'attendre le moment où la reine se montrera désireuse de recevoir sa semence fécondante, afin de perpétuer l'espèce. A part cela, il est inutile et sans défense. La reine, qui s'est développée dans une cellule spéciale, royalement nourrie et tendrement soignée, préside aux destinées de l'essaim ; à elle seule incombe la tâche de la reproduction. Elle ne quitte la ruche qu'une seule fois, pour son vol nuptial, en compagnie du mâle. Quand le voyage de noce est fini et que la reine a été fécondée, l'œuvre du mâle est terminée, et sa destinée est scellée. La mort s'ensuit, naturelle ou causée par les aiguillons des ouvrières qui le considèrent maintenant comme un fardeau inutile.

La reine ne reçoit le sperme qu'une seule fois, puis, dans un mystérieux réceptacle préparé par le Créateur, ce sperme est conservé pendant des mois et même des années — quelquefois pendant cinq ans ; — la reine peut ainsi fertiliser à volonté les œufs qu'elle pond et, chose étrange, son étonnante fécondité n'amène ni son dépérissement, ni sa mort. Il est vrai que pour prévenir un si fatal résultat, ses compagnes ont soin de la nourrir abondamment avec la meilleure nourriture.

Chez les oiseaux, la mort n'est plus le résultat inévitable de l'acte reproducteur. La perte qui résulte de cet acte est comparativement faible, cependant elle se manifeste par de notables changements. Le plumage perd son lustre, les chants deviennent moins fréquents et moins beaux, et la vie, qui avait atteint son plein développement dans la saison de l'accouplement, décline et se ralentit.

Chez les plus hautes formes de vie animale, la durée de l'existence est beaucoup augmentée, mais la progéniture est beaucoup moins nombreuse. L'ovule de la femelle et les spermatozoïdes du mâle deviennent microscopiques. Le germe de vie demeure dans le corps de la mère jusqu'à ce qu'il ait atteint un développement qui lui permette de vivre d'une vie indépendante. La période de gestation est de beaucoup prolongée, ainsi que celle de la reproduction. Plus la vie s'élève, plus dépendant est le fruit, jusqu'à l'homme dont la progéniture est la plus dépendante de toutes. Et ceci est calculé afin de diminuer le désir et la force de l'inclination sexuelle et de la puissance reproductrice.

Si l'acte de la reproduction n'est pas, pour l'homme, le précurseur de la mort, il en est cependant l'avis préliminaire et l'effort instinctif de la nature pour prévenir l'extinction de la race.

Cet acte est plus ou moins déprimant pour l'homme, et sa répétition trop fréquente est désastreuse pour la femme. Cependant, la reproduction est l'expression de la plénitude de la force vitale, et le désir de l'accomplir est à la fois normal et nécessaire ; il faut toutefois se souvenir que l'activité du système reproducteur entraîne toujours une diminution de force pour tout l'organisme. Aucun homme n'est aussi fort, intellectuellement et physiquement, pendant la période d'activité de sa nature sexuelle, que lorsqu'il est entré dans le calme du repos sexuel, soit par l'âge, soit par la continence.

Dans les formes animales inférieures, le feu de la passion brûle en une seule fois, épuisant le mâle et se terminant éventuellement en résultat fatal à la femelle. Chez l'homme, ce feu brûle plus également, avec des périodes d'une activité plus intense, qui met en jeu toutes ses énergies et qu'il ne pourrait soutenir longtemps sans conséquences désastreuses.

Chez les formes inférieures de vie, le désir sexuel du mâle s'éveille au moment où la femelle est dans les conditions nécessaires à la procréation. Après l'acte reproducteur la passion s'apaise pour l'un comme pour l'autre sexe, et la fonction reproductrice n'est plus mise en action, pendant des semaines ou même des mois, jusqu'à ce que la nature le réclame pour la perpétuation de l'espèce.

Tandis que la période d'ovulation et de fécondité revient à de courts intervalles chez la femelle, la nature sexuelle du mâle est dans un état plus continuel d'activité, afin qu'une union fructueuse puisse avoir lieu quand la femelle la réclame. Mais ceci n'implique aucune nécessité physique d'un exercice constant de la fonction procréatrice.

Une continence stricte n'est jamais nuisible, ni pour les célibataires, ni pour les hommes mariés, tandis que des milliers de couples souffrent d'une indulgence sexuelle excessive. Ils drainent leurs forces physiques, affaiblissent leur intelligence et compromettent leur bonheur et les résultats auxquels ils auraient pu atteindre. Tous ceux qui sont familiers avec les soins à donner aux plantes savent que la meilleure manière de conserver leur éclat et leur beauté est de limiter leur reproduction ; lorsqu'on les empêche de monter en graines, elles continuent à fleurir. Enlevez les anthères du lis et la fleur durera quelques heures de plus. Il en est de même pour les insectes. Lorsqu'on peut les empêcher de dépenser leur sperme vivifiant, ils vivent plus longtemps que ceux de leur espèce qui se sont reproduits. Un papillon vécut pendant deux ans enfermé dans une serre, tandis que ceux qui se reproduisent terminent leur existence au bout de quelques jours.

Dans certains cas, les gens mariés doivent observer la continence la plus stricte. Un état d'ivresse, partielle ou complète, est une raison valable pour le mari ou la femme, de refuser à son conjoint les privilèges conjugaux. La conception qui a lieu, dans cet état, produit des idiots ou des épileptiques, il n'y a aucun doute à cet égard.

Pendant la maladie ou la convalescence, la procréation n'est pas désastreuse seulement pour l'individu, mais encore pour les enfants qui naissent affligés de débilité mentale et d'infirmités physiques, que ne réussissent pas à guérir les soins les plus intelligents. N'est-ce pas un péché de mettre ainsi au monde des enfants qui auront à subir, toute leur vie, les conséquences de la légèreté ou de l'égoïsme de leurs parents ?

L'abstention de rapports conjugaux devient, dans certains cas, absolument nécessaire. Les relations intimes de la vie mariée ne rendent pas toujours facile une continence stricte ; elle est néanmoins possible. Il y a des exemples authentiques de missionnaires qui, s'étant mariés et rendus immédiatement dans des climats où la conception pendant la période d'acclimatation aurait eu de néfastes résultats, ont observé une continence parfaite pendant des mois et des années. Nous avons connu un cas où, à cause d'une vaginite, les rapports conjugaux ne pouvaient avoir lieu sans procurer une douleur intense, à tel point qu'ils durent être séparés par de longs intervalles, et ensuite, tout à fait abandonnés. Une stricte continence fut ainsi maintenue pendant plus de vingt ans.

Il existe des ménages, plus nombreux qu'on ne le croit, qui ont choisi volontairement une continence presque continuelle, n'autorisant les rapports sexuels que dans le but de la procréation. Ils affirment que cette continence leur assure une plus grande force, une meilleure santé et aussi un bonheur plus complet.

CHAPITRE VI

Modération dans les rapports conjugaux.

L'amour doit être le seul fondement de l'union conjugale et du *home*. Mais, comme notre être, l'amour a une double nature. Il est spirituel, et par conséquent immuable et immortel ; il est aussi matériel et susceptible de variation et de perversion. L'amour physique peut même obscurcir et tuer l'amour spirituel. Dans ses manifestations, l'amour ressemble à la plante qui a ses racines dans la terre et ses fleurs au soleil. Le contact des racines avec la terre est indispensable à la production de la fleur, et la fleur, elle-même, est indispensable à la reproduction de la plante.

De même, l'amour, à la fois physique et spirituel, a ses racines dans cette loi inconsciente de notre nature qui a pour but la préservation et la perpétuité de la race. « Rien autre qu'une fausse pudeur ou une ignorance complète des faits, ne peut nous empêcher de reconnaître que l'amour conduit au mariage, et le mariage à la procréation, sa conséquence naturelle. »

Mais il a aussi un but plus élevé. Par sa double

nature, l'amour ennoblit celui qui l'éprouve. Il lui apprend à répondre, d'une part, à l'amour de Dieu, de l'autre, à l'amour de l'humanité. Il donne un but à sa vie, développe son intelligence, éveille son imagination et accroît sa force physique. « Quand il est pur et vrai, il unit deux âmes par des liens de tendresse et de bonheur qui ne peuvent se relacher, et qui deviennent plus forts avec les années, à mesure que la passion se calme et se transforme. »

Mais il y a une monstruosité à laquelle on donne aussi le nom d'amour, c'est la *luxure*. Elle ressemble à la plante parasite, dont les racines ne sont pas fixées dans la terre, mais dans une autre plante dont elle absorbe la sève et par conséquent la vie.

La question des rapports conjugaux est difficile à traiter et ne peut être résolue en quelques lignes. Nous nous bornerons à indiquer trois théories principales qui s'y rapportent.

La première prétend qu'une satisfaction sexuelle illimitée est essentielle à la santé et au bien-être de l'homme et que, marié ou non, il doit rechercher cette satisfaction par tous les moyens. Il est à peine nécessaire de dire que cette théorie n'est pas digne d'être prise en considération par les gens sensés et honnêtes. Elle a été conçue et enfantée par la luxure et adoptée par l'ignorance. Elle est la mère de la sensualité. L'expérience et les meilleures autorités médicales la réfutent. Pour plus amples détails sur ce sujet, nous renverrons le lecteur au volume : *Ce que tout jeune homme devrait savoir*, pages 45 à 53.

La seconde théorie n'admet les rapports conjugaux que dans le but de la procréation. C'est l'extrême opposé de la théorie précédente ; mais elle a quelques forts arguments en sa faveur. Quoique nos recherches ne nous permettent pas de dire qu'elle ait absolument raison, elle mérite d'être prise en considération. S'il est possible aux personnes mariées de garder une continence parfaite pendant six mois ou une année, il n'est pas impossible qu'elles puissent la garder plus longtemps encore. Mais nous croyons que cela exige un oubli de soi-même et une discipline personnelle inaccessibles à la plus grande partie de l'humanité. Nous craignons aussi que ceux qui se sont mariés, parfaitement décidés à garder une continence presque continuelle, ne puissent être toujours fidèles à leurs principes.

La troisième théorie, acceptée par la majorité des gens instruits, honnêtes et religieux admet que, si personne n'a le droit de se marier avec la volonté d'éluder la paternité, cependant la procréation n'est pas le seul but que Dieu ait eu en vue lorsqu'il établit le mariage. Les rapports conjugaux sont aussi un moyen pour le mari et la femme de se témoigner leur mutuelle affection et d'augmenter ces sentiments affectifs et tendres qui font du *home* la demeure bénie et heureuse qu'il doit être.

Il est admis par les partisans de cette théorie
que, lors même qu'il serait possible de restreindre
les rapports conjugaux au seul but de la procréation, cependant, dans la majorité des cas, l'effort
nécessaire pour vivre d'après ce principe, amènerait le trouble et le malheur dans le ménage.

On ne peut pas nier que la perpétuation de la
race soit le grand but du mariage, et qu'on ne s'y
soustraie qu'en s'attirant de sérieux désordres physiques, moraux, intellectuels et sociaux. Mais l'a-
mour, le confort, la sympathie mutuelle et le sup-
port ne peuvent aussi être ignorés sans conséquences désastreuses. Les rapports conjugaux ne
peuvent donc avoir pour but unique la perpétuation de la race, mais ils doivent tendre aussi au
bien-être et à la prolongation de la vie individuelle.
Dans son livre intitulé : *La morale du mariage*,
le Dr H. F. Pomeroy dit : « Considéré physiolo-
giquement, le mariage ne peut avoir qu'un but :
la fondation et l'entretien d'une famille ; mais différents chemins y conduisent, tout en préservant
l'individualité du mari et de la femme, et en fa-
vorisant une tendre intimité sans laquelle une
union purement extérieure ne serait que la con-
trefaçon du mariage. On ne peut établir de règle
fixe pour les rapports conjugaux, mais on peut
dire avec certitude qu'ils ont une réelle importance
pour la santé, le bonheur et l'harmonie des époux
et peuvent être entretenus par ceux qui comprennent le but principal du mariage, même s'ils n'at-

teignent ce but qu'indirectement, moyennant qu'ils restent dans les limites de la santé, physique et mentale. »

Personnellement, nous acceptons cette troisième théorie, sans nous dissimuler toutefois les perplexités qui en résultent. La principale est le danger des conceptions trop fréquentes. Pour résoudre cette difficulté, beaucoup de personnes recourent à des moyens criminels, d'autres usent d'expédients qui, tout en étant peu sûrs, minent la santé ou le bien-être du mari, de la femme, ou de tous les deux, tandis que d'autres adoptent des moyens moins nuisibles à la santé, mais tout aussi peu sûrs et peu satisfaisants.

Il serait peut-être désirable de discuter longuement cette question ; cependant, estimant que cette discussion pourrait faire plus de mal en éveillant des suggestions chez les gens purs, qu'elle ne servirait à réformer les actions coupables des gens vicieux, nous nous en abstiendrons.

Le vrai bonheur conjugal ne peut être obtenu sans modération dans les rapports sexuels. Mais comment définir ce que doit être cette modération ? C'est bien difficile, car ce qui est modéré pour l'un, est excessif pour l'autre. Le mari peut estimer qu'il reste dans les bornes d'une juste modération, alors que sa modération est ruineuse pour sa femme ; ou dans d'autres cas, les rapports qui semblent modérés à la femme peuvent être excessifs pour le mari. Aucun mari, aucune femme, ne peut déterminer ce qu'est la vraie modération, sans avoir observé les effets des rapports conjugaux non seulement sur lui-même, mais aussi sur son conjoint. Le principe qui doit gouverner les époux qui désirent être modérés, est de ne pas chercher à s'accorder la plus grande indulgence possible, tout en restant dans les limites de la sécurité, mais d'exercer un contrôle, une discipline personnelle qui leur assure les résultats qu'atteignent seuls ceux qui n'appellent pas à un exercice trop fréquent la fonction reproductrice. Sans parler de la moralité, l'intelligence et l'éducation individuelle ont aussi leur mot à dire en ce qui concerne les rapports conjugaux. Le besoin sexuel comme le besoin de manger ou tout autre, doit être maintenu sous la domination de l'intelligence. Pour gouverner nos sens, nous avons des lois qu'aucun être intelligent ne voudrait violer. Ainsi nous ne prenons pas une nourriture quelconque sous prétexte que nous sommes affamés. Les animaux agissent ainsi, mais l'homme est guidé par une intelligence supérieure. Sa nourriture doit être de la bonne espèce, bien préparée et prise à des intervalles réguliers. Il veut qu'elle soit proprement servie, et il ennoblit sa table en en faisant une occasion de pratiquer la solidarité, de prendre en considération les besoins et les désirs d'autrui. Si nous savons ainsi régler notre appétit, comme des êtres intelligents, pourquoi ne réglerions-nous pas aussi l'exercice de la fonction reproductrice ? Pourquoi céderions-nous, comme des animaux, à tous nos instincts, en nous dépouillant ou en dépouillant notre conjoint du sens de la pudeur ? Pourquoi nous accorderions-nous la satisfaction de tous nos désirs, au point d'en fatiguer ou d'en rendre malade l'être que nous aimons le plus au monde ? Laissons notre raison et notre sens moral contrôler et diriger l'instinct sexuel comme nos autres instincts.

Dans un chapitre intitulé : *Règles à observer pour les gens mariés*, ou *Chasteté dans le mariage*, Jérémie Taylor donne le conseil suivant : « Dans leurs rapports conjugaux, les époux doivent se conformer à l'ordre de la nature et au but divin. C'est un mauvais mari que celui qui traite sa femme comme il traiterait une prostituée, sans autre but que son plaisir. Quoique le besoin sexuel s'accompagne, comme la faim et la soif, d'une jouissance, il faut se souvenir que cette jouissance ne doit jamais être séparée d'autres considérations telles que : le désir d'avoir des enfants, d'éviter l'impureté, d'aider à supporter les soins et les soucis du ménage, ou encore de se témoigner de l'amour l'un à l'autre ; car ce sont toutes ces considérations qui sanctifient l'acte sexuel. »

Il est bon d'entendre aussi ce que les femmes ont à dire sur ce sujet. Madame E. B. Duffey, dans son excellent petit livre intitulé : *Ce que les femmes devraient savoir*,[1] dit : « On est souvent

---

[1] Il ne faut pas confondre ce livre avec : *Ce que toute femme mariée devrait savoir*, par la Doctoresse Emma-F. Angell Drake, traduit en français. *(Note du trad.)*

conduit à se demander si la majorité des hommes ne sont pas simplement des brutes pour tout ce qui concerne les rapports conjugaux. Les femmes ne se plaignent pas facilement à d'autres de leurs maris. Aussi lorsqu'on surprend une plainte — aussitôt réprimée — peut-on être sûr qu'elle provient de la brutalité du mari. Que beaucoup de femmes souffrent à cet égard quoique leurs maris soient aimables dans toutes les autres circonstances de la vie, cela ne laisse aucun doute. La fatigue, la répulsion, la maladie, rien ne peut soustraire ces femmes aux rapports conjugaux exigés par le mari. Il est étrange que la loi reconnaisse le viol comme un crime, tandis qu'elle ne reconnaît à la femme mariée aucun droit sur sa propre personne. Je ne crois pas que la conduite la plus brutale d'un mari puisse être considérée, par les tribunaux, comme une cause de divorce. Il est cependant facile de comprendre qu'un homme robuste, ayant de violents désirs sexuels et ne s'imposant aucune contrainte, peut rendre la vie intolérable à une femme délicate et pure. De même que l'amour mutuel est la sanction divine du mariage, de même le plaisir mutuel est la sanction des rapports conjugaux.

L'amour doit être prêt à donner comme à recevoir, à s'oublier lorsque cela est nécessaire. Je ne crois pas qu'une femme dont le mari serait désintéressé, risquerait d'être déraisonnable dans ses refus. »

Mais la question qu'on se pose honnêtement et anxieusement est celle-ci : « Quels intervalles dois-je laisser entre les rapports conjugaux ? Aucune réponse précise ne peut être faite à cette question sans qu'on tienne compte de la santé des époux. Certains hommes sont très robustes et ne paraissent pas se douter qu'ils ont des nerfs ; d'autres, au contraire, sont délicats, nerveux et dyspeptiques. Tandis que quelques docteurs désireraient limiter les rapports conjugaux à une fois par mois, on entend d'autre part parler d'excès qui ne sont rien moins qu'une débauche conjugale. D'une façon générale, on peut dire qu'aucun homme de santé moyenne et de forces physiques et intellectuelles ordinaires, ne peut se permettre cet acte plus d'une fois par semaine sans courir le risque de faire des excès, nuisibles tant pour lui que pour sa femme.

Chaque couple doit déterminer pour lui-même la limite de la modération, et son bonheur physique, intellectuel et conjugal sera assuré quand il restera plutôt en deçà de cette limite. N'attendez pas d'éprouver un mal de dos, de la lassitude, des vertiges, des brouillards dans les yeux, des bourdonnements d'oreilles ou de l'engourdissement dans les doigts. Etudiez soigneusement votre état physique, le lendemain de l'acte conjugal. Si vous manquez de force, physiquement ou intellectuellement, si vous êtes excité et irritable, moins aimable avec votre femme, moins sociable, si vous êtes, en un mot, au-dessous de votre idéal, il est fort probable que vous avez abusé, dès lors agissez en conséquence.

Et vos observations ne doivent pas s'étendre seulement à vous même. Notez aussi soigneusement l'état mental et physique de votre femme. Sa santé vous est aussi précieuse que la vôtre. Quand vous dépassez les limites de la prudence, elle en souffre autant que vous. Quelqu'un a dit : « Même en ne considérant que la satisfaction de l'égoïsme qui veut jouir le plus possible dans cette vie, il est sage d'être modéré dans les relations sexuelles, car c'est seulement ainsi qu'on peut vraiment en jouir. Nous pouvons goûter du nectar à notre guise, la nature nous laisse la coupe en mains, mais c'est elle qui compose le breuvage : si nous abusons, elle y ajoute d'abord de l'eau, puis du fiel et, finalement, un poison mortel. »

Les excès sexuels sont la forme la plus dangereuse de l'intempérance, car ils dégradent l'être tout entier, le corps, l'intelligence et l'âme. Les hommes qui s'y livrent sont sans valeur, toutes leurs facultés sont affaiblies, il semble que tout ce qu'ils mangent et boivent ne sert qu'à fortifier leur sensualité. En réalité, ils sont des esclaves !

Un mari qui aime et respecte sa femme consultera toujours ses désirs avant de satisfaire les siens. A travers toute la série animale, la condition et les désirs de la femelle fixent et déterminent l'approche du mâle, la femme, seule, est exposée à voir ses désirs ignorés, ses droits foulés aux pieds et la possession de son corps lui être refusée. Lorsque la femme est en bonne santé, aimable, dévouée, il n'est pas à craindre qu'elle soit trop sévère ou trop faible avec son mari. Si les torts faits aux femmes par des maris brutaux qui ne contrôlent pas leurs passions, étaient publiquement connus, les hommes et les femmes vertueux et purs se lèveraient et prendraient les armes, pour délivrer cette grande armée d'esclaves qui souffrent en silence et n'ont d'autre espoir de délivrance que la mort.

Si vous désirez vraiment être sobre et pur, évitez l'usage d'aliments qui stimulent la fonction sexuelle. N'usez d'œufs, d'huîtres, de poivre et de condiments qu'avec la plus grande modération. N'éveillez pas les pensées impures par des pièces de théâtre légères ; évitez les postures troublantes ; ne veillez pas trop tard.

La modération dans les rapports conjugaux peut être plus facilement obtenue et maintenue lorsque les époux n'occupent pas le même lit ; parfois, même, certains cas rendent la séparation des chambres non seulement désirable, mais nécessaire. Madame E. B. Duffey, dont l'autorité en cette matière est incontestée, dit : « Si le mari ne peut discipliner sa nature sexuelle, il est préférable que les époux occupent des chambres séparées, communiquant par une porte dont la femme aura la clef. »

Le Dr Dio Lewis dans son livre : *La Chasteté*,
dit, en parlant des excès qui amènent l'éloignement des époux : « Ces excès sont dus, en grande
partie, à notre habitude de dormir dans le même
lit. C'est le moyen le plus ingénieux de stimuler
et d'enflammer les passions charnelles. Aucun lit
n'est assez large pour deux personnes. Si les fiancées savaient quels risques elles courent de perdre
le plus précieux de leurs biens terrestres — l'a-
mour de leur mari — elles lutteraient résolument
pour obtenir la tempérance dans les rapports conjugaux comme elles le font pour maintenir une
complète abstention avant la cérémonie nuptiale.
Le meilleur moyen d'y parvenir est d'avoir deux
lits. »

La crainte d'être accusées de manquer d'amour
ou de bonne entente dans leur ménage, empêche
beaucoup de personnes d'abandonner le lit à deux
places, bien qu'elles en aient reconnu les mauvais
effets. Cependant les médecins ordonnent parfois
— sans dire pourquoi — une période de séparation aux époux, dans le but d'arriver à certains
résultats qui auraient pu être tout aussi bien obtenus dans leur propre demeure, s'ils avaient con-
senti à dormir séparés.

Si l'un des époux souffrait d'une grande excita-
bilité sexuelle, il gagnerait beaucoup à éviter l'excitation qui résulte de la vue, deux fois répétée,
de la toilette du matin et du soir, ainsi que du
contact corporel qui absorbe le tiers des heures

du jour, le tiers de l'année et le tiers de la vie, pour ceux qui dorment ensemble pendant soixante ans.

Il faut aussi prendre en considération la question de ventilation, l'absorption des exhalaisons des corps qui nuit au plus faible, et la force vitale et nerveuse qui, lorsqu'elle est différente, en quantité et en qualité, augmente l'attraction physique et l'affection réciproque.

Lors donc qu'il existe une disproportion de conditions physiques, une grande différence d'âge, ou, chez l'un des conjoints, une maladie qui contamine l'atmosphère, la séparation des lits, et souvent même des chambres, est indispensable.

La culture des forces physiques a une grande importance pour les rapports conjugaux. Toutes les formes d'exercices en plein air, la gymnastique, les sports de différents genres, les bains fréquents suivis de frictions énergiques, ont leur utilité. Lorsque la pensée se concentre sur les rapports sexuels, le sang est détourné du cerveau et des muscles, et l'homme tout entier souffre du draînage qui en résulte. Il faut diriger les pensées dans une autre direction, et, par l'exercice, envoyer le sang dans toutes les parties du corps. La friction vigoureuse après le bain produit une rougeur salutaire qui contribue à entretenir la santé, à établir et à maintenir une parfaite virilité.

L'exercice physique est aussi nécessaire à la femme qu'à l'homme, mais elle le néglige plus facilement, et son mari doit l'encourager à l'effort et à l'exercice corporels.

Ce n'est pas votre bonheur seul qui est en jeu, mais aussi celui de vos enfants, vous y travaillerez en vous développant tous deux physiquement. La faiblesse mentale ou physique de beaucoup d'enfants est la conséquence et le châtiment des erreurs de leurs parents, erreurs qu'ils auraient pu éviter par plus de clairvoyance et de soins.

La discipline de la nature sexuelle vaut l'effort qu'elle coûte. Une forte nature sexuelle n'est pas une malédiction, Dieu ne s'est pas trompé en en dotant l'homme, mais Il veut que la nature morale et supérieure de l'homme domine ses sens. La lutte vaut la peine d'être entreprise ; l'homme qui obtient la victoire devient plus viril, plus noble, tandis que celui qui cède à ses instincts sexuels descend peu à peu au rang de la brute.

Et la lutte ne durera pas toujours ! Votre virilité se modifiera par l'apaisement qui se produit dans l'âge mûr, et vous éprouverez une paix et une pondération qui se manifesteront par une force intellectuelle et morale qui vous rendra possibles des travaux que vous n'auriez pu accomplir étant plus jeunes.

CHAPITRE VII

Défectuosités et difformités.

L'entrée dans un nouveau genre de vie inconnu, éveille souvent, dans l'esprit des célibataires, des appréhensions qui méritent d'être brièvement prises en considération.

Beaucoup de jeunes gens, en pensant au mariage, passent des mois à se tourmenter, dans la crainte d'être atteints de quelque incapacité physique qui les rendrait impropres à entrer dans ce nouvel état. Dans la majorité des cas, ces craintes sont sans fondement, et dans les cas exceptionnels, l'incapacité est plus apparente que réelle. Lorsque la vie a été correcte et chaste, il n'y a pas un cas sur mille qui présente de sérieux empêchements au mariage.

Par une nourriture insuffisante, la négligence des exercices physiques, un travail excessif, la dissipation et les veillées tardives, beaucoup de jeunes gens s'attirent une faiblesse sexuelle et, craignant d'être impuissants, recourent à des stimulants ou à de dangereux expédients pour recouvrer ou prouver leur puissance sexuelle. Ils ne pourraient choisir de plus mauvais moyens. La seule chose à faire est de rechercher la cause de la débilité, de la faire disparaître et de développer l'être physique par des exercices appropriés qui restaureront la santé, augmenteront la puissance d'endurance et dissiperont les appréhensions.

La faiblesse physique et la débilité générale, augmentées par l'excitation nerveuse qui accompagne le premier rapport sexuel, amènent souvent une perte de semence prématurée et l'absence temporaire de pouvoir érectile ; de là, appréhension et crainte.

Mais ces inconvénients ne sont que temporaires. Une impuissance complète pendant la période de virilité est très rare. Si le jeune homme a de trop fortes appréhensions, il fera bien de consulter un médecin intelligent et consciencieux. Mais si le docteur consulté lui conseille de prendre des stimulants ou d'avoir des rapports sexuels avec des prostituées pour exercer ses organes reproducteurs, qu'il se méfie et s'adresse à un autre, car celui qui donne de tels conseils, en exploitant la crédulité et la bourse du patient, ne mérite pas d'être respecté ni d'être compté parmi les médecins intelligents.

Un jeune homme peut être délivré de toute appréhension, pendant les semaines qui précèdent son mariage, en observant les lois de l'hygiène, en prenant beaucoup d'exercice au grand air, en faisant de la gymnastique avec des haltères, ou un exerciseur ; en développant, enfin, de toutes taçons, ses forces physiques.

Et s'il a choisi, pour sa fiancée, une jeune personne en bonne santé et assortie à lui en proportions et en force, il n'a pas à craindre, non plus, de rencontrer chez elle des difformités ou des défectuosités rendant le mariage impossible. Les autorités médicales affirment d'ailleurs que les obstacles à la consommation de l'acte conjugal, sont beaucoup moins fréquents chez les femmes que chez les hommes. Chez ces derniers, ils proviennent surtout des vices solitaires et sociaux, et spécialement des maladies vénériennes qui, toutes, ont un effet débilitant sur la fonction sexuelle.

Un jeune mari qui observera rigoureusement les indications contenues dans un chapitre subséquent, concernant la manière d'agir envers sa jeune femme, dès les premiers jours du mariage, évitera tout danger, pour le présent et l'avenir. Mais s'il ignore ces choses, il peut, en violentant la pudeur de sa jeune compagne ou en la blessant physiquement, la rendre malheureuse pour toute sa vie conjugale. Il ne doit pas penser uniquement à lui-même, mais surtout à préserver sa femme d'une vie de souffrances et de misères. Y a-t-il une pensée plus amère et plus douloureuse que celle d'avoir, sans le vouloir, détruit la santé et le bonheur de la compagne qui aurait pu être la joie et la bénédiction de toute sa vie ?

Dans les livres de médecine, traitant du mariage,

une grande place est faite aux difformités et aux monstruosités des hommes et des femmes ; mais dans un livre comme celui-ci, s'adressant à tous, il n'est pas nécessaire de parler de ces cas, d'ailleurs exceptionnels. Les docteurs eux-mêmes en ren contrant bien rarement dans leur carrière médicale, il serait stupide d'éveiller des appréhensions inutiles.

S'il existait une évidence suffisante d'incapacité physique, le jeune homme consulterait un médecin honorable qui ne trahirait pas sa confiance et lui apporterait l'aide nécessaire par ses judicieux conseils ; mais qu'il se garde des charlatans qui effrayent dans le seul but d'extorquer l'argent du patient.

Quant aux appréhensions du jeune homme à l'égard des conditions physiques de sa fiancée, nous répétons que les difformités, ou l'impuissance empêchant l'acte conjugal sont beaucoup plus rares chez les femmes que chez les hommes. Toutefois, celles qui souffrent d'une descente de matrice ou d'autres troubles sérieux de cet organe, ne doivent pas songer au mariage, car leur condition serait aggravée par les rapports conjugaux; elles rendraient leur mari misérable, retarderaient leur guérison et courraient même le risque de devenir tout à fait incurables. Les personnes atteintes de ces maux doivent rechercher l'assistance médicale, abandonner le corset, développer leurs forces physiques et retarder leur mariage jusqu'à ce qu'elles aient recouvré la santé.

Les femmes, qu'elles soient mariées ou célibataires, n'aiment pas à consulter le médecin pour les maladies qui affectent leurs organes reproducteurs. Nous en connaissons qui ont souffert, pendant des années, des suites de leurs couches, alors qu'elles auraient pu être guéries, si elles avaient consulté un médecin et suivi le traitement nécessaire.

Lorsqu'une jeune épouse éprouve quoi que ce soit d'anormal pendant les premières semaines de sa vie conjugale, il faut qu'elle consulte promptement le docteur afin de ne pas laisser dégénérer en une source de gêne, d'éloignement ou même en une affection nerveuse positive, ce qui peut facilement être guéri. Il ne faut pas que sa pudeur l'empêche de recourir aux soins médicaux, elle doit se souvenir que les spécialistes qui s'occupent de ces maladies ont une grande habitude de ce genre de consultations. La plus entière franchise de la malade permettra au docteur de comprendre son état et d'y porter remède.

Les jeunes fiancées feraient bien de consulter un docteur spécialiste avant leur mariage, afin de s'assurer qu'il n'existe aucun empêchement à ce qu'elles entrent dans ce nouvel état. Que d'anxiétés, de perplexités et même de malheurs seraient ainsi évités ! Celles qui manifesteraient des troubles sérieux des organes génitaux seraient empêchées à temps de devenir épouses et mères. Bien des maux leur seraient évités, ainsi qu'à leurs futurs maris. Il est toujours infiniment préférable de connaître la vérité avant qu'il soit trop tard. Et quant à celles qui seraient tout à fait aptes au mariage, la constatation de ce fait leur donnerait une assurance qui vaudrait bien les frais qu'elle aurait occasionnés. C'est la manière légitime et digne de confiance par laquelle une fiancée peut obtenir les informations nécessaires et à laquelle toute femme pure et vertueuse peut recourir.

CHAPITRE VIII

Pureté et fidélité.

Le bonheur de l'individu et de la famille dépend souvent de petits événements journaliers et, en terminant la première partie de cet ouvrage, nous désirons rendre le mari attentif à ces détails, que beaucoup de personnes jugeront peut-être futiles, mais qui, négligés, peuvent cependant entraîner le malheur de son *home* en faisant souffrir lui et les siens.

En premier lieu, veillez à ce que votre haleine soit pure. Vous n'avez aucun droit de souiller votre corps ou de rendre votre haleine empestée et désagréable par l'usage du tabac et des liqueurs. Vous n'avez pas davantage le droit d'empester l'air que votre femme doit respirer, que de rendre impure l'eau qu'elle doit boire, ou que de mêler quelque substance insalubre à sa nourriture. L'importance du tort que vous lui causeriez en agissant ainsi s'accroîtrait en proportion du malaise qu'elle en éprouverait. Pour dire le moins, l'usage du tabac est une habitude égoïste. La justice exigerait que vous allouiez à votre femme une somme égale à celle

que vous dépensez annuellement pour cet usage
qui est l'occasion de grandes dépenses et favorise
en outre l'énervement et l'irritabilité. Si vous vou-
liez vous observer attentivement pendant les périodes où vous fumez et celles où vous ne fumez pas,
vous remarqueriez sans peine combien l'usage du
tabac rend sensitif, irritable et égoïste. Mais ce
n'est pas tout. Il risque d'affecter aussi sérieusement votre postérité.

Tout homme, quelque indifférent qu'il se montre
aux effets du tabac, pour lui-même et pour sa
femme, ne pourra rester insensible à ceux qu'il
produit sur ses enfants. Vous avez sans doute observé que des hommes et des femmes, de robuste
apparence et jouissant d'une excellente santé, en-
gendrent des enfants faibles, nerveux et maladifs.
Il serait injuste d'en rendre exclusivement responsable l'usage du tabac, mais il faut cependant reconnaître qu'il a aussi sa part de responsabilité.
Bien des enfants, de capacités physiques et intellectuelles médiocres, doivent cette médiocrité à leurs
père, grand fumeur. Des autorités médicales, dignes de confiance, prétendent que si l'on faisait
un choix d'hommes et de femmes en bonne santé,
très intelligents, et qu'on leur permît de s'adonner à
l'usage du tabac et de se marier entre eux, leurs
descendants, au bout d'une ou deux générations
seraient loin de posséder les avantages physiques
et intellectuels qui seraient l'apanage d'autres enfants dont les parents ne fumeraient pas.

Nous avons traité le sujet de l'intempérance dans les volumes précédents de cette série et nous y renvoyons le lecteur. Les liqueurs ne sont pas seulement la perdition de celui qui en use, mais elles détruisent la santé et le bonheur de la femme et sont une malédiction pour les enfants. Elles affectent non seulement leur santé, leur moralité et leur intelligence, mais lorsqu'ils ne naissent pas idiots ou imbéciles, ils héritent le goût de la boisson et deviennent des alcooliques jusqu'à la troisième et la quatrième génération. Les hommes qui ont été illustres dans le passé ou ceux qui, par leur génie, exercent une grande influence sur la génération actuelle n'ont pas été procréés par des parents adonnés aux excès et à la dissipation. Beaucoup d'enfants qui auraient pu devenir des hommes remarquables ont dû l'affaiblissement de leur intelligence et la ruine de leur bonheur à des parents buveurs. Quand l'ange annonça la naissance de Samson à sa mère, il lui dit : « Tu deviendras enceinte et tu enfanteras un fils. Maintenant prends bien garde, ne bois ni vin, ni liqueur forte, et ne mange rien d'impur, car l'enfant sera consacré à Dieu dès le ventre de sa mère, et ce sera lui qui commencera à délivrer Israël de la main des Philistins. » Les mêmes lois d'hérédité existent aujourd'hui, et elles ne peuvent être violées, sans mettre en péril la santé et le bonheur de ceux qui viendront après nous.

Si vous aimez votre femme et êtes soucieux de

votre propre bonheur, soyez-lui fidèle. Vous lui devez fidélité tout aussi bien qu'elle vous la doit. La pureté et la vertu sont exigibles de l'homme comme de la femme. Dieu a dit : « Tu ne commettras point adultère, » sans distinction de sexes, de conditions ou de races, de temps, de lieu ou de circonstances. La société n'a pas le droit de permettre à l'homme ce qu'elle défend à la femme. Ce qui est mal pour elle, est mal pour lui aussi, et l'infidélité est un crime, pour l'un comme pour l'autre.

Non seulement l'infidélité du mari cause un tort moral à sa femme, mais elle entraîne un risque physique très grand pour elle et les enfants. Le célibataire qui se livre au vice ne fait tort qu'à lui-même, mais l'homme marié met en péril sa femme et ses enfants. Les docteurs les plus réputés peuvent fournir de nombreux témoignages sur la quantité de femmes qui doivent avoir recours à leurs soins pour des maux dont elles ou leurs enfants souffrent et dont elles ignorent absolument la cause, due cependant à l'infidélité de leur mari. Des centaines de cas pourraient être cités ici, nous nous bornerons à en relever un qui nous a été communiqué par un docteur célèbre. Un jeune homme, de bonne famille, qui avait été traité deux fois pour la blennorragie, épousa une charmante jeune fille, en parfaite santé et de famille respectable. Quelques semaines après son mariage, il dut consulter le docteur pour de petits ulcères qui n'étaient autre chose que des chancres syphilitiques. Des recherches minutieuses révélèrent le fait qu'au moment de son mariage, il avait un chancre caché, ignoré de lui-même et qu'il l'avait communiqué à sa femme. Le traitement fut prompt et énergique, mais il ne put empêcher la syphilis de se manifester sous sa forme secondaire. Des ulcères apparurent sur les différentes parties du corps de la jeune femme, la membrane muqueuse fut affectée, et elle perdit tous ses cheveux, ses cils, ses sourcils. Des mois s'écoulèrent avant qu'ils pussent repousser, et lorsqu'ils se montrèrent enfin, ils étaient rudes et durs comme des poils de sanglier et refusaient de se laisser coiffer. La pauvre jeune femme était un objet d'horreur pour elle-même et pour ses amis.

Comme elle ne savait pas de quelle maladie elle était atteinte, il fut difficile de la contraindre à continuer le traitement pendant deux ans. Dans les années qui suivirent, elle accoucha prématurément de plusieurs enfants morts-nés ou qui mouraient un jour ou deux après leur naissance, leurs petits corps tout pleins de corruption. Après quatre ou cinq de ces avortements, elle donna enfin naissance à un enfant qui paraissait bien constitué et en bonne santé. Peu de temps après, la famille quitta le pays, et le docteur ne put constater les effets héréditaires auquel nul enfant, né dans ces conditions, ne peut échapper.

Ce cas n'est pas exceptionnel. Nous avons entendu

parler d'hommes riches ayant communiqué la syphilis à leur femme. Malgré tous les soins que la richesse peut procurer, il n'a pas été possible d'empêcher les souffrances d'atteindre ces malheureuses victimes de l'infidélité conjugale.

Il y a d'autres conséquences moins faciles à constater, mais non moins désastreuses, qui atteignent la femme dont le mari est infidèle. Un des plus éminents docteurs de Philadelphie nous a assuré que les effets de la blennorragie sont alarmants pour les femmes. Même quand le mari n'a pas communiqué la maladie pendant sa période aiguë, il peut encore, quoiqu'il se croie guéri peut-être depuis un ou deux ans, transmettre au vagin de sa femme, des germes restés cachés. Les effets se font bientôt sentir à la matrice, atteignent ensuite les trompes de Fallope, les ovaires, et nécessitent leur ablation, privant ainsi la femme des attributs de son sexe.

Un éminent praticien de New-York s'adressant à la dernière assemblée annuelle de la Société médicale nationale, attira l'attention des assistants sur les souffrances résultant pour la femme de la blennorragie contractée par son mari. Il dit que c'était son habitude, il y a quelques années, quand il soignait une de ces malades, de demander un entretien privé avec son mari, afin de s'assurer si la maladie provenait d'une infidélité conjugale ou d'un vice antérieur au mariage. Il ajouta que maintenant les meilleures autorités médicales s'accordent à dire qu'il n'est pas nécessaire de soumettre le mari à cette sorte d'inquisition, attendu que les symptômes qui établissent la justesse du diagnostic sont une preuve suffisante de l'origine de la maladie. Des milliers de maris qui déplorent que leurs femmes soient des invalides, sont eux-mêmes les auteurs de leur ruine.

Mais ce n'est pas tout. Des pères ont souvent introduit la maladie à leur foyer et, par le moyen des linges de toilette, communiqué le virus aux yeux de leurs enfants ou de quelque autre membre de la famille, leur attirant ainsi, comme résultat inévitable, une complète cécité. Nous connaissons le cas d'une famille entière qui a été infectée pour avoir pris un bain dans la baignoire où le père s'était lavé, bien que l'eau eût été changée.

Pour de plus amples renseignements sur les terribles conséquences de cette maladie, nous renverrons le lecteur au volume intitulé : *Ce que tout jeune homme devrait savoir*, pages 82 à 90. Tout ce qui est dit aux jeunes hommes en faveur d'une vie chaste et pure, peut être répété plus énergiquement encore aux hommes mariés.

Mais en admettant même qu'un père coupable échappe à la maladie et aux remords de sa conscience, ne sera-t-il pas épouvanté à la pensée que, selon la loi de l'hérédité, un père impur donnera naissance à des enfants vicieux ? Pourra-t-il se consoler plus tard, quand ses enfants se conduiront mal, par la pensée qu'ils sont devenus ce qu'il était, et que ce qu'il aurait voulu qu'ils devinssent, il aurait dû l'être lui-même ? Julie, la fille d'Auguste, était aussi mauvaise que son père, et elle donna naissance à un fils aussi vicieux qu'elle-même. Voilà les vices qui non seulement détruisent le bonheur des ménages, mais ruinent la destinée des nations.

Nous vous supplions, au nom de l'amour que vous portez à votre femme, à vos enfants, nés ou à naître, au nom du respect que vous vous devez et de la crainte que vous devez avoir de Dieu, au nom de la sainteté du mariage, de tout ce qui vous est cher ici-bas et dans la vie à venir, de garder la fidélité que vous devez à votre femme, et de respecter le vœu de votre mariage. Il y va de votre bonheur présent, futur et éternel.

DEUXIÈME PARTIE

Ce qu'il doit savoir
concernant sa femme.

CHAPITRE IX

La jeune épouse.

La seconde partie de cet ouvrage est consacrée à éclairer le mari sur ce qu'il doit savoir, concernant sa femme, dès les premiers temps du mariage.

Sans aucun doute, beaucoup de jeunes gens, encore célibataires, liront ce chapitre pour y chercher des informations sur les relations conjugales. Ce ne sera pas un mal, car tout jeune homme, ayant quelque maturité de caractère, peut lire ce que renferme ce volume. Mais nous pensons que des fiancés ou des jeunes époux consulteront aussi ces pages pour y trouver des connaissances utiles ou le moyen d'atténuer les conséquences d'erreurs qu'ils ont commises par ignorance.

Il faut d'abord que les uns et les autres connaissent la nature et le but des organes reproducteurs, ainsi que la vraie relation qui doit exister entre l'homme et la femme. Pour cela, nous les renverrons aux chapitres 7, 8 et 9 du livre : *Ce que tout jeune homme devrait savoir.*

Pour compléter ce que nous avons dit, dans le

troisième chapitre de ce volume, concernant les différences sexuelles entre les hommes et les femmes, il est nécessaire que nous attirions l'attention des hommes mariés sur le fait que la femme éprouve moins de désirs sexuels que l'homme. On pourrait même dire que la majorité des femmes en sont presque entièrement dépourvues.

A cet égard, on pourrait partager les femmes en trois classes. La première, la plus nombreuse, contiendrait celles qui n'éprouvent pas de passion sexuelle. Cette absence de désirs peut tenir à trois causes : elle peut être le résultat d'une mauvaise santé, provenant d'un manque d'exercice physique et de récréations en plein air ; d'une vie anormale, trop remplie de devoirs de société, de veillées tardives, de nourriture indigeste, de lecture abusive de romans, ou de vêtements trop étroits déplaçant et débilitant les organes vitaux contenus dans les cavités abdominale et pelvienne. Si les femmes pouvaient comprendre quel bien-être elles éprouveraient en menant une vie plus rationnelle, il n'y aurait plus autant d'époux considérant le mariage comme un insuccès.

Une autre cause d'indifférence sexuelle chez beaucoup de femmes est la fausse idée qui fait considérer l'existence de la passion chez la femme comme une dérogation à son sexe. Beaucoup d'épouses se vantent de cette indifférence comme si elle constituait une vertu au lieu d'être un défaut; elles sont fières de cette défectuosité. Cependant,

Dieu a accompagné l'exercice de la fonction re
productrice, comme celui de toutes les autres fonctions du corps, d'une sensation de plaisir et de
bien-être. Il y a une jouissance à manger, à voir,
à entendre ; l'exercice de tous nos sens nous procure de l'agrément. Il en est de même de la fonction procréatrice ; elle nous coûte de grandes per-
tes physiques, mais le Créateur a voulu compen-
ser ce sacrifice par un plaisir équivalent. L'acte
conjugal doit être à la fois un devoir et une jouissance, et le désir qui pousse l'homme à la perpétuation de l'espèce est aussi naturel que celui qui
le pousse à la préservation de sa vie ou de sa
santé.

Bien que les médecins nous assurent que la conception puisse avoir lieu sans que la femme éprouve
aucune émotion, cependant le résultat est plus sûr
et le produit plus beau, lorsque les deux époux
participent au plaisir qui accompagne l'acte conjugal. L'indifférence sexuelle de la femme provient
parfois de ce que son mari et elle sont mal assor-
tis physiquement, moralement ou socialement ; ou
de ce que des différences d'éducation et des divergences de vues ont produit un manque d'harmonie qui a diminué l'affection qu'ils se portaient.
La constipation si commune chez les femmes, peut
être aussi une cause d'indifférence sexuelle.

Enfin, quelques femmes souffrent d'une défectuosité ou d'une obstruction locale, telles que la rupture imparfaite de l'hymen, ou une maladie connue

sous le nom de vaginisme, rendant l'acte conjugal non seulement dépourvu de jouissance mais une cause de souffrance. Des cas semblables nécessitent une prompte intervention médicale et un traitement local.

La seconde classe de femmes se compose de celles qui trouvent dans les rapports conjugaux une jouissance normale et modérée, quand elles sont en bonne santé, quand ces rapports ne sont pas trop fréquents et qu'elles y sont disposées. Cette classe est probablement assez nombreuse, les femmes qui la composent sont normalement douées et à égale distance des extrèmes des deux autres classes.

La troisième, en effet, est composée de femmes sensuelles, dominées par une violente passion. C'est le petit nombre, et ces femmes-là ne devraient jamais se marier autrement qu'avec des hommes très robustes, résistants et aussi passionnés qu'elles-mêmes. Un homme de tempérament moyen et de désirs raisonnables, uni à une femme sexuellement insatiable est aussi digne de pitié que celui dont la femme est tout à fait dénuée de passion.

Bien qu'il y ait des femmes très passionnées, il n'en est pas moins vrai que l'instinct sexuel est plus fort chez l'homme que chez la femme, et que le premier constitue l'élément actif et agressif de la famille humaine. Il en est ainsi du reste, dans toute la série animale. Cependant, chez les animaux, le mâle ne force jamais la femelle à le subir sans qu'elle le veuille, et dans la plupart des cas le temps de la copulation est déterminé entièrement par la condition de la femelle ; c'est seulement quand elle est en état de concevoir qu'elle recherche le mâle, et celui-ci est appelé à l'acte reproducteur par l'état même de la femelle. Nous ne pouvons nous empêcher de penser qu'il devait en être ainsi primitivement dans l'espèce humaine, quoique, chose étrange, la volonté de la femme doive maintenant plier devant les réclamations intempestives d'un mari égoïste et brutal.

Si cette domination de la volonté de la femme par celle du mari est le résultat de la malédiction prononcée sur Eve : « Tes désirs se rapporteront à ton mari, mais il dominera sur toi, » il faut convenir que la femme a été rudement et sévèrement châtiée, car aucune punition ne peut être plus douloureuse pour une créature intelligente que d'être privée de la libre disposition de son corps et placée sous la domination de la volonté capricieuse et exigeante d'un mari déraisonnable. Si les torts que les femmes ont à subir dans ce domaine proviennent de la chute de nos premiers parents, nous pouvons cependant nous réjouir de ce que les bénédictions spirituelles et matérielles qui nous ont été acquises par le second Adam sont aussi leur partage. Tout homme qui voudra justifier la noblesse de sa virilité et s'assurer en même temps une grande bénédiction, mettra son honneur et son bonheur à rendre à sa femme tous ses droits naturels.

Non seulement la nature sexuelle de la femme est moins prononcée que celle de l'homme, mais elle dure moins longtemps. A 45 ans, environ, quelquefois même plus tôt encore, la femme traverse l'âge critique ou ménopause, période pendant laquelle s'opère le changement qui rendra la conception impossible. Les manifestations qu'entraîne ce changement sont plus manifestes chez la femme que celles qui surviennent chez l'homme, lorsqu'il traverse à son tour la période qui conduit au repos sexuel. Tout ce qui concerne ces modifications sera traité dans le quatrième volume de cette série. Il est bon que les jeunes époux connaissent ce qui concerne cette période, afin de régulariser leur vie conjugale de telle sorte que la vieillesse leur procure ensuite la plus grande somme possible de bonheur et de bien-être.

Les effets des rapports conjugaux sont parfois très visibles chez les jeunes époux. Ceux qui semblaient joyeux et forts perdent quelquefois leur éclat et leur vigueur et deviennent maigres et misérables. D'autres fois, le contraire se produit, surtout chez les femmes. Des jeunes filles qui, quoique douées d'une bonne santé et ne souffrant d'aucun trouble organique, paraissaient peu florissantes, se développent rapidement après le mariage et deviennent des femmes fortes et joyeuses. Des personnes faibles, fatiguées, agitées avant le mariage, deviennent paisibles, florissantes ensuite, tandis que d'autres qui étaient contentes dans leur sphère, acceptent, en se mariant, des conditions qui produisent un état nerveux, inquiet et maladif.

La cause de ces changements se trouverait peut-être dans la modération observée par la première classe de personnes et dans les excès sexuels de l'autre. Car les excès sont fréquents parmi les personnes mariées. Chez le mari, ils entraînent la destruction de sa force physique et l'affaiblissement de son intelligence ; il devient incapable d'études suivies, d'activité mentale ou physique ; il est nerveux, morose et peu sociable. Le mari qui se livre à de tels excès ne se prive pas seulement de sa faculté de jouir, mais il est injuste envers sa femme faible et nerveuse, la transforme en invalide et s'attire un surcroît de dépenses occasionnées par les soins médicaux qu'elle nécessite. Cet homme détruit ainsi délibérément, mais quelquefois inconsciemment, les qualités physiques qui lui rendaient sa femme attrayante ; il mine les fondations sur lesquelles repose tout le bonheur du *home* Les désirs déréglés des hommes proviennent généralement du vice solitaire pratiqué dans la jeunesse, des relations sexuelles illicites recherchées plus tard, des récits impurs, des nudités, des romans immoraux, toutes choses qui souillent l'imagination et donnent des idées incorrectes sur le mariage. Les pensées sont constamment dirigées vers ces sujets, et le sang afflue aux organes sexuels. Le seul remède efficace est de purifier l'esprit, de corriger les idées fausses, de se déterminer résolument à être modéré, en écartant toute cause d'excitation, en se baignant, en se nourrissant judicieusement et en prenant une dose suffisante d'exercice physique. L'époux qui désire sincèrement devenir modéré fera bien de se confier à sa femme qui exercera sur lui une influence discrète et calmante.

CHAPITRE X

Soins que réclame une jeune épouse.

En entrant dans la vie conjugale, les jeunes époux sont tentés de commettre de sérieuses erreurs ; plus d'un a dû regretter d'avoir, par sa passion, éveillé chez sa femme une sensation de dégoût qui a éteint son amour pour lui, et les a rendus tous deux malheureux pendant toute la durée de leur vie conjugale.

Qu'un jeune mari sache d'abord que beaucoup de jeunes femmes, au moment de leur mariage, sont totalement ignorantes de tout ce qui concerne les sexes. Quelques-unes se rendent à peine compte de la différence qui existe entre eux ; d'autres, n'ont aucune idée des rapports conjugaux et de leurs conséquences. Nous avons connu des jeunes femmes enceintes qui ne comprenaient rien aux transformations qui s'opéraient dans leurs corps; et nous avons même entendu parler récemment d'un cas où le docteur était prêt à faire l'accouchement, tandis que la jeune mère s'imaginait qu'il serait obligé de lui ouvrir le ventre !

Que cette ignorance soit coupable, cela ne change

rien à la réalité des faits ; il faut que les jeunes maris en soient informés et qu'ils comprennent qu'à cette ignorance viennent encore s'ajouter la fatigue excessive et l'excitation nerveuse résultant des préparatifs du mariage. Pour les jeunes fiancées pauvres, il y a des semaines et même des mois de travail de couture ; pour les riches, il y a les devoirs de société, les visites, etc.; dans les deux cas, les résultats sont également éprouvants. Cette fatigue physique donne le droit à la jeune femme d'être traitée avec douceur et considération.

L'ignorance de la femme et la passion ingouvernable du mari forment une association néfaste, dont les résultats sont néfastes aussi. Le premier acte d'un drame, qui aboutira peut-être au divorce, se déroule dans la nuit de noce.

En Grèce, la coutume existe de laisser trois jours d'intervalle entre la cérémonie nuptiale et la consommation du mariage. Il serait à désirer qu'elle s'étendît partout. La jeune femme fatiguée, énervée, pourrait se ressaisir et retrouver son équilibre moral et physique, et le jeune mari se disciplinerait de telle sorte que les rapports conjugaux pourraient s'établir sans difficulté et que le bonheur des époux se prolongerait pendant toute leur vie conjugale.

Un homme honnête rougira à la pensée que de nombreuses femmes confessent chaque année à leur docteur que le seul viol commis sur leur personne l'a été par leur mari, le premier jour de leur vie

conjugale ! Nous avons entendu parler dernièrement d'un cas, où l'impatience et l'impétuosité du
jeune mari, au moment où il entra dans la chambre
nuptiale, éveilla chez sa jeune femme une telle sensation de dégoût, qu'elle quitta la chambre et re-
fusa d'y rentrer, terminant ainsi brusquement une
union qui, avec un peu d'égards, de douceur et de
courtoisie, aurait pu être longue et heureuse.

Dans son livre intitulé : *Conversations franches
sur des sujets ordinairement évités*, le Dr Henry
L. Guernsey dit : « C'est avec tendresse et douceur que les privilèges conjugaux doivent être ré-
clamés, car, contrairement à l'opinion de beaucoup
d'hommes, il n'y a pas, chez la jeune femme, de
passion sensuelle qui la pousse à accorder de telles libertés. Combien douce, patiente, affectueuse
doit être la conduite du jeune mari ! Quelquefois
la sensibilité de la jeune femme reçoit un choc si
violent qu'elle ne peut s'en remettre pendant des
années, et elle arrive ainsi à avoir une antipathie
prononcée et invincible pour l'acte qui doit être
le lien et le sceau d'une union vraiment heureuse.»

Mme E. B. Duffey, dans son ouvrage intitulé : *Relations entre les sexes*, dit : « N'ayez pas
hâte d'enlever la fleur au fruit que vous désirez
si ardemment ; il perdrait du coup son principal
attrait ! Pratiquez dans le mariage légitime, l'art
du séducteur, plutôt que la violence de l'homme
qui commet un rapt, et votre patience aura sa récompense. Le bouton de la fleur de l'amour phy-

sique ne peut être ouvert rudement. Son développement nécessite du temps. Si la jeune femme rencontre la violence, si elle constate que son mari recherche la satisfaction de ses désirs sans penser aux siens, et si elle est fatiguée et ennuyée par des excès dès les premiers jours de sa vie conjugale, le bouton se flétrira avant que la fleur ait eu le temps de s'épanouir. Le mari ne pourra blâmer que lui-même, s'il est lié pour la vie à une femme apathique ou indifférente. Il y a beaucoup de rapports conjugaux peu satisfaisants, qui sont devenus tels par l'impétuosité et l'ignorance d'un jeune mari. Il trouve sa femme froide et doute de son affection, parce que sa nature masculine ne lui permet pas de concevoir un amour sans passion. Elle se sent avilie par chaque rapport sexuel — surtout si elle est *forcée* de le subir — et trouve tout aussi difficile de comprendre comment l'amour et la passion peuvent être unis, car l'amour est dévoué et généreux, tandis que la passion est égoïste et exigeante. »

Les excès doivent toujours être évités, aussi bien dans les années qui suivent que pendant les premiers temps du mariage. L'auteur que nous venons de citer dit : « J'ose affirmer qu'il n'y a pas un homme sur cinquante qui ne puisse s'accuser d'avoir été coupable d'excès sexuels pendant les premières années de sa vie conjugale, c'est ce qui explique la grande quantité de maladies des femmes. Cela ne veut pas dire que toutes les femmes

soient atteintes d'inflammation ou d'ulcérations ;
je n'entreprends pas une campagne contre les maris, je ne leur reproche pas des torts intentionnels,
je constate seulement leur ignorance. Les femmes
sont aussi à blâmer, car elles sont aussi ignorantes que leurs maris, et cèdent souvent à leurs demandes importunes alors qu'elles devraient considérer comme un devoir de refuser.

» Les organes reproducteurs de la femme sont
délicats, et lorsqu'ils sont soumis à un usage trop
fréquent, ils s'enflamment et s'ulcèrent, et la femme
devient invalide. Le mari n'en voit pas la cause
et n'en calcule pas les conséquences, mais persiste
dans ses désirs égoïstes, en dépit des souffrances
qu'il inflige à sa femme ; il aggrave ses maux et
les rend de plus en plus incurables. Ainsi celui
qui peut être bon et dévoué sur tous les autres
points, devient à cet égard une vraie — j'allais
dire *brute*, mais les animaux ne nous offrant aucun cas semblable, je ne puis terminer ainsi ma
comparaison ! »

Dans son livre intitulé : *La transmission de la
vie*, le Dr George H. Napheys écrit : « Par son
manque de pondération, son insouciance et sa pré-
cipitation, le jeune mari prépare un terrain favorable à de nombreuses maladies de la matrice et
du système nerveux ; pour la jouissance d'une
nuit, il compromet le bonheur de plusieurs années.
Lorsqu'il possède enfin le trésor qu'il a si longtemps désiré, qu'il le dépense avec sagesse et dis-

cernement ! Qu'il soit plein d'égards, tempérant et maître de lui-même ! Il ne regrettera jamais d'avoir différé de quelques jours la prise de possession des privilèges que la loi lui octroie, mais qui sont plus que décevants, si on les saisit d'une façon arbitraire et brutale !

» Le mari doit se souvenir que le premier rapport sexuel est douloureux pour la jeune femme, et que, par conséquent, elle ne peut en jouir, mais seulement s'y soumettre. Cette souffrance ne doit pas être trop forte, ni durer plus de une ou deux semaines, autrement il faudrait immédiatement consulter un docteur. Nous insistons sur ce que les premiers rapports conjugaux doivent être empreints d'une grande modération, parce que les spécialistes pour les maladies des femmes soignent constamment des malades faisant dater leurs maux de l'époque de leur mariage. »

La souffrance à laquelle ce docteur fait allusion dans le paragraphe qui précède est due à la déchirure de l'hymen, membrane délicate que la nature a placée à l'extrémité inférieure du canal vaginal pour protéger les organes reproducteurs de la femme contre toute introduction de substances étrangères, contre le froid ou telle autre influence qui pourrait leur être nuisible. Quand le corps croît, cette membrane acquiert quelquefois une telle consistance que sa rupture ne s'effectue pas sans douleur. Ce n'est pas la membrane elle-même qui est sensible, mais comme elle adhère aux parois du vagin, toute pression latérale appuie sur son point d'attache et procure une douleur, parfois intolérable. La rupture de l'hymen s'accompagne souvent d'une perte de sang, parfois à peine perceptible, d'autres fois plus considérable.

On croyait autrefois que la présence de cette membrane était la seule preuve incontestable de virginité, et son absence était considérée comme justifiant de graves soupçons, sinon comme une preuve d'inconduite. Maintenant on a reconnu qu'elle n'existe pas chez toutes les femmes au moment du mariage. Elle peut avoir été déchirée et détruite dans l'enfance, même quelquefois à la naissance ; d'autres fois le docteur a été obligé de la détruire mécaniquement pour obvier à un empêchement qui s'opposait au flot mensuel.

Mme E. B. Duffey, dans : *Ce que les femmes devraient savoir*, dit, en parlant de la virginité : « Il est admis dans le peuple que le mari doit avoir, au premier rapport sexuel, la preuve de la chasteté de sa femme. S'il obtient cette évidence, il est satisfait, quoique dans quelques cas exceptionnels, cette constatation ne prouve rien. D'autre part, si cette preuve manque, il est injuste et cruel d'accuser une femme d'inconduite avant son mariage, car l'hymen peut n'avoir jamais existé, ou avoir été détruit par un accident à la naissance ou plus tard. »

Le Dr Napheys dit : « La présence ou l'absence de l'hymen ne signifient rien. Il n'y a en réalité aucune preuve de la virginité d'une femme. La seule garantie que tout mari puisse rechercher est la modestie de la jeune femme avant son mariage, l'absence de fausse pudeur ou de familiarité désagréable et un esprit pur et religieux. S'il trouve ces vertus en sa fiancée, il peut être sûr qu'elle est chaste et fidèle. »

Les jeunes époux qui rencontreraient un obstacle sérieux à la consommation du mariage, feraient bien de recourir tout de suite à l'assistance médicale. Ce cas peut se présenter, quand la femme n'est plus très jeune à l'époque de son mariage.

Nous voulons aussi rendre le jeune mari attentif aux dangers qui résultent de l'usage abusif du vin et d'autres stimulants, le jour de la noce. Une des plus terribles afflictions qui puissent assombrir un *home* est la naissance d'un enfant anormal ou idiot ; les constatations faites par des autorités médicales prouvent que l'état de ces infortunés est dû à ce qu'ils ont été conçus au moment où l'un des époux, ou tous deux, étaient sous l'influence de stimulants.

A noter aussi soigneusement le fait qu'une jeune femme très fatiguée physiquement, donnera naissance à des enfants faibles si la conception a lieu avant qu'elle ait eu le temps de recouvrer ses forces. Cette condition physique anormale de la jeune épouse, ainsi que la trop grande fréquence des rapports conjugaux pendant les premiers mois du mariage, pourraient bien être la cause ou une des causes de l'effrayante mortalité qui règne parmi les enfants premiers-nés.

Les joies qu'éprouvent les jeunes époux sont pures et bonnes. Les témoignages de l'amour humain sont beaux et impressifs. Ils font penser aux oiseaux qui arborent leur plus brillant plumage, chantent leurs plus douces chansons et bâtissent leur nid au printemps quand l'instinct de l'accouplement atteint son apogée. Une jeune femme, récemment mariée, disait à une de ses amies : « C'est trop beau pour que cela dure ! » En effet, cette intensité de vie reproductrice doit faire place à des périodes correspondantes de repos, sinon l'épuisement et la mort s'ensuivraient. La vague ne peut et ne doit pas rester à sa crête, mais elle doit redescendre et s'effacer, afin de pouvoir de nouveau s'élever et former une nouvelle vague d'activité passionnelle.

Pour rendre durables les joies de votre vie conjugale, ayez *votre propre foyer*. Vivre avec les parents de l'un ou de l'autre conjoint est désavantageux pour les deux ménages, et vivre dans une pension n'est ni bon, ni désirable.

Les jeunes époux doivent être seuls chez eux, et non exposés aux continuels assauts des commérages. La jeune femme doit être occupée à diriger son ménage. A vivre seule dans une chambre, comme une prisonnière, elle est exposée à d'innombrables périls ; la jalousie et l'éloignement sont bientôt engendrés. Elle perd aussi le désir d'avoir des enfants et recourt à des manœuvres criminelles pour se faire avorter, ne trouvant pas convenable de devenir mère dans une pension.

Ayez un modeste petit *home*, bien à vous. Vivez, dès le début de votre vie conjugale, selon vos moyens. N'hypothéquez pas l'avenir. Si vous ne faites pas quelques économies pendant la première année, il est probable que vous n'en ferez jamais. Les dettes sont un terrible cauchemar ; elles ôtent à la jeune femme sa joyeuse humeur et enlèvent au mari l'énergie et l'espoir; elles assombrissent l'avenir. Soumettez-vous de bon cœur à quelques renoncements qui vous permettront d'économiser quelque chose sur votre gain. Vivez simplement quoique confortablement et restreignez-vous plutôt que de vous agrandir. Un vaste appartement nécessite la présence de plusieurs domestiques qui fatiguent et ennuient la jeune femme, et vous imposent de grandes dépenses, sans autre avantage que le plaisir de déployer un peu d'ostentation pour éblouir vos amis. Laissez-vous gouverner par votre bon sens plutôt que par le désir de plaire.

Pour assurer leur santé, leur bonheur présent ou futur et le bien-être de leurs enfants, les époux doivent être, tous deux, travailleurs et actifs. Les occupations quotidiennes du mari et les devoirs quotidiens de la femme peuvent être des messagers de bénédiction. La paresse est une source de souffrance. Le mécontentement, l'éloignement, le divorce même proviennent souvent de l'oisiveté.

Un des plus heureux moments de votre vie sera certainement celui où vous entrerez dans un *home* qui sera bien *vôtre*, et où vous vous asseoirez à votre propre table. Si vous désirez rendre cette joie durable, ayez soin d'être attentif, dévoué ; manifestez par vos paroles que vous appréciez tout effort fait par votre femme, pour rendre votre foyer attrayant, votre nourriture savoureuse et votre vie agréable. Ne craignez pas de lui prodiguer vos éloges ; elle ne les trouvera jamais monotones, car une femme ne cesse jamais d'aimer les expressions d'admiration, de satisfaction et d'affection de son mari.

Si vous discutez continuellement pour savoir si c'est votre volonté ou celle de votre femme qui prévaudra dans le ménage, vous pouvez vous attendre à avoir la guerre en permanence dans votre intérieur. Que chacun des époux cherche plutôt à surpasser l'autre en considération, en déférence, en oubli de soi-même, et la lumière et la joie qui ont éclairé les premiers jours de votre union luiront sur vous pendant tout le cours de votre vie conjugale.

CHAPITRE XI

Jeune femme et maternité.

Nous avons déjà parlé de l'importance de l'activité de la jeune femme, soit pour le bien-être de la famille, soit pour sa propre santé. Une femme paresseuse est toujours une femme malheureuse qui rend aussi tout le monde autour d'elle malheureux. Les travaux du ménage ne sont pas une calamité, mais une bénédiction.

Il y a encore une autre face à la question. Beaucoup de maris insouciants n'apprécient pas l'importance des devoirs qui incombent à la ménagère ; ces devoirs sont légion. Nous ne parlons pas des femmes riches, qui ont tout en abondance, qui n'ont pas besoin de prendre garde à la dépense et dont les désirs, sitôt exprimés, sont satisfaits ; mais nous avons en vue la grande multitude de celles qui forment la classe moyenne et dirigent leur maison elles-mêmes, ainsi que celles qui luttent pour tenir leur ménage avec de faibles ressources. Le jeune mari doit se rendre compte que, si les belles poésies qui ornent les pierres tumulaires de nos cimetières étaient traduites en prose, elles parleraient de milliers de martyres du raccommodage, de la couture, de la cuisine, du récurage ; elles diraient que les armes qui ont tué ces ménagères se nomment louches, balais, machines à coudre et berceaux. La guerre de Trente Ans n'a été ni si cruelle, ni si prolongée que les combats qui se livrent, dès le bon matin jusque tard dans la soirée, par la grande armée des femmes qui travaillent dans les ateliers, des mères affairées et des ménagères soucieuses. Lorsque bébé tousse ou crie pendant la nuit, le père dort paisiblement, tandis que la mère se lève pour le soigner ; lorsque la maladie l'exige, elle se penche, dans une veille anxieuse, sur la petite vie qui se débat dans le berceau. Quand le père de famille est malade, peu importent les multiples devoirs de la mère, aucune autre garde-malade ne prendra sa place à son chevet. Dans la maladie comme dans la santé, dans la prospérité aussi bien que dans l'adversité, jour et nuit, la mère et l'épouse est le centre de tous les devoirs et de toutes les exigences.

Il faut que, dans ses réclamations sexuelles, le mari se souvienne de tous les devoirs que sa femme doit accomplir pendant la journée, il faut qu'il se souvienne aussi qu'elle est plus faible que lui et que, même dans les meilleures conditions de santé, elle n'éprouve pas les mêmes besoins sexuels. Lorsqu'elle est fatiguée et lasse, elle mérite d'être traitée, plus encore que d'habitude, avec beaucoup d'égards et de sollicitude.

Le mari doit se rendre compte du but spécial du mariage : c'est-à-dire, la fondation d'une famille et la perpétuation de la race humaine. L'ordre que Dieu donna à Noé en ces termes : « Croissez et multipliez et remplissez la terre » conserve encore aujourd'hui sa puissance. Chez les Israélites, la stérilité était regardée comme une des plus grandes malédictions ; on la considérait comme une cause de honte et de déshonneur. Quand Anne monta au Temple pour demander un fils, elle ne fit qu'exprimer le désir qu'avaient au fond de leur cœur toutes les femmes israëlites stériles, et quand Dieu promit à Abraham et à Sara que leur postérité serait aussi nombreuse que les étoiles du ciel, ils considérèrent cette promesse comme la suprême bénédiction.

Les mêmes idées se retrouvent dans les Indes où le peuple est polygame en théorie, mais rarement en réalité, à moins que la femme ne soit stérile. La famille ne peut exister sans un prêtre, ni les parents sans progéniture ; c'est pourquoi le mari est autorisé à prendre deux et même plusieurs femmes, afin qu'il laisse des descendants après lui.

Le bonheur conjugal n'est donc pas parfait sans enfants. L'homme a besoin de la femme, la femme a besoin de l'homme, mais tous deux ont besoin de l'enfant. L'obligation d'avoir des enfants n'est pas seulement décrétée par les Ecritures, mais elle est écrite dans la constitution physique, morale et sociale de l'homme et de la femme. Cette loi est

« enracinée dans l'instinct inconscient qui nous pousse à nous reproduire, qui veille à la conservation de la vie ». «L'amour conduit au mariage, et le mariage conduit à la procréation, comme conséquence naturelle. » Celui qui entre dans les liens du mariage avec la volonté bien arrêtée d'éluder la naissance d'enfants, introduit à son foyer la luxure à la place de l'amour, et convertit l'état honorable du mariage en une forme de prostitution légalisée.

Un écrivain sérieux a dit fort justement : « Je dois conseiller aux époux de chérir l'espoir de devenir père et mère, et de respecter cette espérance. Vous ne devez permettre à aucune considération pécuniaire, à aucun désir d'enrichissement ou de plaisir sensuel, à aucune prédiction fâcheuse, d'éveiller en vous des pensées qui vous conduiraient à employer des moyens criminels pour éviter les naissances. Un enfant ne doit jamais être considéré comme un intrus dans la famille. Le centre du foyer, c'est le berceau qui cimente l'union du mari et de la femme. Dieu veut que les époux aient des enfants ; ceux qui sont purs le désirent. Un châtiment moral, physique ou financier, atteint ceux qui cherchent à éluder ce devoir. Le monde contient des milliers d'épouses et de mères fidèles ; mais il y a aussi des milliers de veuves sans enfants, parce qu'elles ont commis le crime d'empêcher leur naissance. Elles ont considéré les enfants comme des ennemis, et ont assombri et ruiné leur propre existence par leurs actions criminelles. Dieu bénit les mères fidèles, Il prolonge leurs jours, et leurs enfants deviennent leur couronne de gloire. »

Le Dr Guernsey dit : « Les rapports conjugaux sont la plus haute expression de l'amour qui unit les époux, pour procréer des enfants qui seront des fils de Dieu. C'est le seul vrai but du mariage, autour duquel tous les désirs, les intérêts et les projets des époux doivent se grouper. Il n'y a pas de plus grand crime que d'empêcher le mariage d'atteindre son but naturel. Ce crime se pratique d'une quantité de manières, aucune n'échappe au châtiment. Les lois de la nature sont inexorables ; toute trangession est sévèrement punie, à l'âge critique, si elle ne l'est pas avant. Ce qui concerne une santé insuffisante, une incapacité physique ou de trop fréquentes conceptions est du ressort d'un médecin capable, judicieux et moral, et ne doit jamais être tranché par les intéressés. Et à l'objection : « Je ne puis avoir des enfants, cela coûte trop cher, » j'ai assez de foi pour répondre : « Notre Père céleste n'envoie jamais plus de bouches qu'on ne peut en nourrir. » Que chacun des époux fasse son devoir, et ces difficultés s'aplaniront d'elles-mêmes.

» Il est toujours réjouissant de contempler un couple qui vit d'une manière normale et élève une grande famille. La reine Victoria a été un modèle sous ce rapport. Elle fut une excellente femme pour le prince Albert. Quoique reine puissante, elle ne cherche pas à éluder les douleurs, les dangers et les inconvénients de la maternité, elle ne craignit pas de mettre au monde ses douze enfants ; elle les soigna, les caressa et les aima comme une bonne mère. D'autres couples royaux ont agi de la même manière. Et nous, dans nos positions obscures, nous devons aussi obéir au commandement divin : « Croissez et multipliez. » Si un mari aime vraiment sa femme, et si la femme aime fidèlement son mari, ils vivront l'un pour l'autre et l'un par l'autre ; ils seront *un* ; et ils chercheront à vivre normalement dans leur intimité conjugale. »

Nous croyons qu'un mari juste et raisonnable admettra que la maternité ne peut être imposée à une femme qui ne la veut pas. Parmi les femmes qui se refusent à être mères, les unes le font pour des motifs vils et ignobles ; d'autres cependant font valoir des raisons dignes d'être prises en considération. Mais que les motifs soient honorables ou non, justes ou criminels, il n'en reste pas moins vrai que la femme est un être libre et que, si elle assume la responsabilité d'éviter le but le plus évident du mariage, elle en portera, elle-même, la responsabilité. Le mari qui infligerait une conception à une femme qui résiste, se rendrait coupable d'une grande injustice en lui refusant ses droits à la liberté.

Quand une femme n'est pas disposée à subir la maternité, le meilleur chemin à suivre, pour son mari, est de tâcher de l'influencer, en lui faisant lire des livres qui lui révèleront son devoir à cet égard ; il faut qu'il lui fasse comprendre quel est le vrai but du mariage et qu'en s'y refusant elle devient criminelle envers les hommes et envers Dieu.

Certaines femmes ne veulent pas de la maternité, pour n'être pas obligées de renoncer aux plaisirs mondains ; elles veulent jouir de la vie de société. D'autres redoutent les souffrances de l'enfantement ; elles consentent bien à avoir un enfant, mais ensuite, elles ne veulent plus subir ces douleurs. Si ces jeunes femmes avaient été instruites par leurs mères avant leur mariage et avaient vécu conformément aux lois de l'hygiène pendant leur grossesse, leur accouchement aurait été moins pénible, et elles ne craindraient pas d'avoir d'autres enfants. Il y a de bons livres qui traitent ce sujet, et l'on peut parvenir, en vivant hygiéniquement et normalement, à éviter complètement les terreurs de la maternité.

D'autres femmes redoutent la peine que donne l'éducation des enfants. Rien n'est plus pénible que de voir une femme refuser d'être mère, ou, si elle l'est, abandonner complètement le soin de ses enfants à des domestiques, tandis qu'elle réserve ses sentiments maternels pour un chat ou un chien qu'elle choie.

Aucune femme mariée ne devrait refuser d'être mère, à cause des périls de la maternité. Les statistiques prouvent qu'il meurt davantage de célibataires que de femmes mariées, entre vingt et quarante cinq ans. Dieu a créé la femme pour être mère, et son bonheur, sa santé, son utilité et sa longévité sont en rapports directs avec ce but divin. L'obéissance aux lois divines entraîne la bénédiction.

Les enfants sont nécessaires aussi au développement moral des parents. Toutes les qualités de la femme sont éveillées et vivifiées, quand elle serre sur son cœur, pour la première fois, une nouvelle vie qui dépend de la sienne. Son enfant lui apprendra à être dévouée, à vivre pour le bonheur et le bien-être d'un autre. Elle se dirigera d'après les principes qu'elle désirera lui inculquer. Quand elle groupera ses enfants autour d'elle, pour leur parler de Dieu et leur enseigner à prier, sa nature religieuse atteindra une perfection et une beauté qu'aucune influence terrestre n'aurait pu produire.

La présence des enfants dans la maison exercera aussi une influence bénie sur le père. Les tout petits qui lui tendront les bras, lui inspireront une énergie au travail qu'aucune considération d'intérêt ne pourrait créer en lui. Ils lui enseigneront l'oubli de soi-même et mettront en activité toutes les forces que donne l'amour paternel.

Mais les enfants n'exercent pas seulement une influence sur chacun des parents, ils sont encore une bénédiction pour les deux, en les unissant par un lien de sympathie et d'affection qu'aucune autre relation ne pourrait créer ; c'est la chaîne d'or qui lie indissolublement les époux. Ils servent aussi de tampons, pour amortir les chocs de la vie conjugale ; ils éveillent les meilleurs sentiments chez leurs parents ; ils développent des qualités qui, sans eux, risqueraient de s'atrophier ; ils sont le but par excellence de la vie du père et de la mère !

En étudiant leurs enfants, les parents ont l'occasion d'apprendre à connaître la nature humaine, mieux que partout ailleurs. En grandissant, les enfants critiquent, suggèrent des idées, et souvent aident leurs parents à se corriger de défauts qui, autrement, auraient passé inaperçus. Aux heures d'épreuves et de difficultés, ils sont les consolateurs et les soutiens de leurs parents. Dans la maladie, ils apportent leur sympathie et leur aide, et lorsque les infirmités de la vieillesse font leur apparition, ils réconfortent et soutiennent leurs parents, leur offrant un refuge et un foyer. Enfin, quand la mort vient les leur ravir, tout en versant des larmes de regret, ils conservent l'espérance du revoir.

L'instinct maternel existe déjà chez la petite fille; il s'y développe par les soins qu'elle prodigue à sa poupée. Son cœur voit un enfant dans cette poupée, même lorsqu'elle n'est qu'un objet informe fait de chiffons et de ficelle !

Il ne faut pas exclure le petit garçon de ces préoccupations. Chez lui aussi, l'instinct s'éveille;

il est souvent vivement intéressé par la vue ou le contact d'un tout petit enfant, et à travers sa gaucherie perce déjà le vague désir de la paternité. Le désir d'avoir des enfants est naturel aux deux sexes et le *home* sans enfants est une anomalie.

Un mariage, sur huit ou dix, est ordinairement stérile. Dans le règne animal, spécialement chez les insectes, une nourriture abondante est indispensable à un rapide accroissement du nombre par la reproduction. Pour la famille humaine, la question de la nourriture, considérée dans ses rapports avec la reproduction, est importante aussi. Lorsqu'elle est insuffisante, en quantité ou en qualité, pour maintenir le corps dans de bonnes conditions physiques, ou lorsqu'elle est trop abondante ou trop riche, une tendance à la stérilité se manifeste. On voit fréquemment des personnes possédant une grande fortune et s'accordant une bonne chère, devenir corpulentes et n'avoir pas d'enfants, mais à la suite de revers financiers leur corpulence disparaît avec leur fortune et elles deviennent des pères et des mères.

La stérilité peut aussi être due à une sensualité excessive dans les rapports conjugaux, ou à des excès commis par le mari avant son mariage, excès qui ont nui à ses organes génitaux. D'autres fois, elle est due à l'apathie de la femme, ou dans des cas plus rares, à une jouissance trop intense pendant le coït.

Elle peut encore provenir de circonstances anormales produites par des manœuvres secrètes exercées sur les organes reproducteurs. Dans d'autres cas, il y a des incompatibilités physiologiques qui empêchent la conception. Des époux divorcés ont prouvé, par un second mariage, que ni l'un, ni l'autre n'étaient stériles, mais qu'unis, ils ne pouvaient engendrer des enfants.

La stérilité est souvent le résultat du déplacement de la matrice ou d'autres conditions défavorables chez la femme. Il serait faux cependant de croire que c'est toujours elle qui est stérile. Des hommes paraissant très vigoureux et jouissant d'une excellente santé peuvent avoir un sperme dépourvu de ce qui est nécessaire à la production de la vie. Un médecin compétent pourra s'en rendre compte à l'aide du microscope. Il a aussi été reconnu par des autorités médicales, dignes de confiance, qu'une fausse-couche peut se produire si près de la conception, que la femme ne s'en doute pas et s'imagine qu'elle est stérile.

Une autre cause fréquente de stérilité est la gonorrhée ou blennorragie contractée par l'homme avant son mariage. Il a pu se considérer comme entièrement guéri, mais la terrible maladie a laissé des traces dans son organisme, et il communique à sa femme une inflammation qui s'étend du vagin à la matrice et, à travers les tubes, jusqu'aux ovaires, produisant ainsi la stérilité.

Si les époux n'ont usé d'aucun moyen pour prévenir la conception, et que la jeune femme ne devienne pas enceinte pendant une période de deux ou trois ans, on peut en inférer qu'il existe une cause provenant du mari ou de la femme ; il ne faut alors pas perdre de temps pour essayer d'y remédier.

Les premières années du mariage sont en général plus fécondes que les suivantes. Les mariages prématurés ou tardifs tendent à la stérilité. Pour la femme, les années entre vingt et vingt-six ans semblent être les plus propices au mariage et à la maternité. Quelquefois, il y a stérilité pendant quelques années, puis survient une période de fréquentes conceptions.

La stérilité peut assez souvent être guérie par l'observation minutieuse d'un régime approprié quant à la nourriture et à l'exercice physique, aussi bien pour l'homme que pour la femme. Quelquefois, une période de séparation, variant de plusieurs semaines à plusieurs mois est nécessaire pour que certaines transformations physiques puissent s'effectuer et permettre d'obtenir le résultat désiré, ou pour protéger le germe de vie contre certaines influences qui pourraient occasionner l'expulsion de l'embryon hors de la matrice.

CHAPITRE XII

Limitation criminelle du nombre des naissances.
Limitation légitime. — Préparation à la maternité.

Il est naturel que les époux désirent avoir des enfants, et que ceux qui en sont privés cherchent, par tous les moyens judicieux et honnêtes, à être guéris de leur stérilité. Mais il est pénible de constater que beaucoup d'époux cherchent à éluder la conception. Le désir de n'avoir pas d'enfants conduit ces parents dénaturés à des actes, parfois criminels, pour tuer le germe de leur progéniture.

C'est le devoir des parents de protéger la vie de leurs enfants, et la mère qui consent au meurtre de l'embryon dans la matrice est une infanticide, aussi bien que celle qui étrangle ou empoisonne son enfant au berceau. La loi reconnaît la gravité de ce crime et lui inflige une sévère punition.

Quelques personnes s'imaginent que ce n'est pas un crime de tuer le fœtus, si on le fait avant qu'il ait bougé et, par conséquent, manifesté sa vitalité ; elles sont dans une grande erreur. Dès le moment où les spermatozoïdes pénètrent dans l'œuf la vie opère, et la destruction de cette vie est un meurtre. L'ovule ne peut rester dans la matrice que s'il est vivant ; quand il meurt, il est expulsé. Lorsqu'il est fécondé, il se développe, se nourrit parce qu'il a la vie ; si on le détruit on l'expulse par des moyens artificiels, on commet un crime.

Le Dr H. S. Pomeroy, dans son excellent livre, déjà cité : *La morale du mariage*, dit à ce propos : « Celle qui provoque une fausse-couche dans les premiers mois de la grossesse et ne se croit pas coupable parce que l'enfant n'a pas encore bougé et n'est pas considéré comme vivant, se trompe grandement. C'est une jonglerie morale, car quelle évidence y a-t-il que l'enfant ait une âme à cinq mois, et n'en ait pas à quatre ? Il est vrai que le fœtus de quatre mois ne remue pas encore ses bras et ses jambes, tandis que celui de cinq mois le fait. Mais l'esprit se fixe-t-il dans les extrémités, ou le mouvement des muscles est-il une preuve de l'âme ? Considérée au point de vue physique, quelle est la raison de cette distinction ? *La vie* a existé dès le commencement ; il n'y a pas de *vie indépendante* jusqu'à la naissance. Est-il raisonnable de supposer que le Créateur, à l'œuvre, pendant quatre mois et demi, pour former les organes les plus délicats et les plus compliqués, considérerait son ouvrage, parfait jusque-là, comme sans importance, tandis qu'il en acquerrait une immense, dès qu'il aurait été quelques heures de plus entre ses mains ? »

Le Dr Napheys dans : *La vie physique de la femme*, dit : « *Dès le moment de la conception*, une nouvelle vie commence, un nouvel être existe, un autre enfant vient agrandir le cercle de la famille. La mère qui, délibérément, décide de détruire cette vie par défaut de soins, ou en prenant des drogues, ou en se faisant avorter, commet un crime aussi grand et aussi digne de châtiment que si elle arrachait de son sein un fœtus de six mois et lui écrasait la tête contre un mur. Le sang de cet enfant est sur sa tête et, aussi sûr qu'il y a un Dieu et un jugement, il lui sera redemandé. Le crime qu'elle a commis est un *meurtre*, un *infanticide*, le meurtre d'un être qui ne peut se plaindre, ni se défendre, et qu'il était de son devoir, avant tout autre, de chérir et de protéger. »

Il n'y a aucune diversité d'opinions à ce sujet. Le monde peut frémir d'horreur à la mention du crime d'Hérode, mais ce crime est perpétré aujourd'hui, dans des milliers de demeures, par le « massacre des innocents, » exécuté par la main de leurs propres mères. Le Dr Pomeroy dit : « Nous avons, dans notre clientèle, des mères qui hésiteraient à tuer une mouche, mais qui ont détruit une demi-douzaine, ou plus, de leurs enfants, avant leur naissance, et en parlent comme s'il s'agissait de la destruction d'une portée de petits chats ! » Que font-elles de cette déclaration de l'Ecriture : « Vous savez qu'aucun meurtrier n'a la vie éternelle demeurant en lui ? » Si ce passage ne refuse pas le salut au meurtrier, il implique cependant que celui qui commet le meurtre est en dehors de la vie éternelle, et qu'il ne peut la posséder qu'en se repentant sincèrement.

Les conséquences de l'avortement ne sont pas seulement futures et spirituelles, mais elles sont actuelles aussi. Le Dr Napheys dit : « Si les femmes n'ont aucun amour pour le fruit de leurs entrailles, si l'instinct maternel est tellement éteint dans leur cœur, qu'elles sachent, cependant, que des avortements voulus sont la cause constante de maladies violentes et dangereuses de la matrice, maladies se terminant fréquemment par une mort prématurée ; qu'ils amènent une faiblesse mentale conduisant à la folie ; et qu'ils sont le moyen le plus certain qu'on puisse employer pour détruire le bonheur domestique. Il vaudrait mieux, beaucoup mieux, avoir un enfant chaque année, pendant vingt ans, que de commettre un crime ; mieux vaut mourir dans les douleurs de l'enfantement, que de vivre avec un tel poids sur la conscience ! »

Il est certain que beaucoup de femmes deviennent des invalides incurables, en violentant leur nature pour détruire la jeune vie et obtenir son expulsion. Le Dr Pomeroy dit, fort justement : « Allez dans le verger, vous y trouverez des pommes mûres et d'autres encore vertes ; essayez de cueillir une de ces dernières : vous tirez, mais elle ne vient pas ; vous tordez la branche, et vous finissez par obtenir une pomme meurtrie, avec une tige brisée et mutilée ; la branche elle-même porte la trace évidente d'un arrachement violent et contre nature. Choisissez maintenant une pomme tout à fait mûre : au moment où vous la touchez, elle tombe doucement et sans effort dans votre main. Si vous examinez la tige et la branche d'où elle provient, vous ne trouverez aucune trace de violence, au contraire, vous remarquerez que la nature avait tout préparé pour cette rupture.

» Les deux grands dangers de l'accouchement sont l'hémorrhagie et la fièvre ; le premier a pour cause directe, et le second souvent pour cause indirecte, la déchirure des vaisseaux sanguins qui se produit au moment où l'enfant se sépare de la mère. Quand l'œuf humain est bien mûr, la nature a tout arrangé pour que le danger soit minime, mais il est considérable dans un accouchement prématuré. »

En dépit d'essais meurtriers, il naît parfois des enfants qui sont un reproche et un châtiment continuels pour leurs parents. Ces enfants qui auraient pu être doux, aimables, en bonne santé et heureux, naissent nerveux, irritables et pénibles ; ils doivent cela à leur mère qui, n'ayant pas voulu les accepter joyeusement, les a rendus tels, qu'elle voudrait ensuite qu'ils ne fussent jamais nés.

Pour appuyer ce que nous venons de dire nous citerons un passage d'un récit fait par Helen H. Thomas, dans le *Journal des mères*, et intitulé: *Un enfant non désiré :*

« Je trouvai mon amie souffrante et **très ner-**
veuse, à cause de l'insomnie que lui avait procu-
rée les cris de son bébé. L'enfant paraissait bien
portant, mais la jeune mère m'assura qu'il était
agité et nerveux depuis sa naissance. Elle ajouta
qu'elle avait perdu plus de sommeil pendant les
cinq mois qui venaient de s'écouler que pendant
la première enfance de ses trois autres **enfants** ensemble.

« Je questionnai, afin de connaître la **raison** de
cette agitation, et la jeune mère, regardant avec
des larmes dans les yeux, le petit être qu'elle te-
nait dans ses bras, s'écria : « C'est la faute de ta
mère, mon pauvre chéri ! elle trouvait que ses **mains**
et son cœur n'avaient pas de place pour toi ! »
Et me regardant en face, elle ajouta pleine de remords : « C'est le seul enfant que je n'aie pas
voulu ! et le pauvre innocent souffre maintenant
des mauvaises dispositions que j'avais avant sa
naissance. Il paraît continuellement agité et malheureux, et ne ressemble pas à nos autres bébés
qui ont tous été reçus avec joie. Je comprends la
faute que j'ai commise pendant les mois si tristes
où j'ai essayé de m'en débarrasser, et ce que j'ai
semé, je le moissonne maintenant. Je ne me dou-
tais pas alors qu'en agissant ainsi, j'attirais la
souffrance sur mon innocent bébé et sur moi-
même. »

Quelque douloureuse que soit cette confession,
il s'en dégage une pensée plus douloureuse **encore.**

Quand on réfléchit que l'état d'esprit de la mère, pendant la grossesse, s'imprime sur le caractère de l'enfant, on se demande avec angoisse quel sera le caractère de celui qui naît d'une mère criminelle, ayant désiré, voulu ou même essayé de tuer son bébé ? Combien de meurtriers n'ont-ils pas hérité, peut-être de leur mère, leur prédisposition au meurtre. Il y a peu de doute que si nous pouvions contrôler les influences qui ont formé le caractère et déterminé la destinée des meurtriers qui encombrent nos cours d'assises, nous obtiendrions la terrible révélation que, pendant la formation de leur être dans le sein de leur mère, celle-ci nourrissait des pensées meurtrières et leur transmettait cette disposition.

Peu de personnes se rendent compte des dangers qui menacent la santé et même la vie de la femme qui se fait avorter. On s'imagine aisément que cela n'occasionnera qu'un malaise temporaire, guérissable en peu de jours ; c'est une grosse erreur. Il est important que les époux sachent que lorsqu'il survient un accouchement prématuré — accidentel ou non — les mêmes soins doivent être prodigués à la femme, et tout aussi longtemps, que pour un accouchement normal. Une séparation complète entre le mari et la femme doit être observée pendant six semaines à trois mois, suivant les circonstances, sinon il peut résulter une impuissance sérieuse et quelquefois permanente chez la femme.

Les influences qui préparent le chemin au crime d'infanticide dans l'esprit des jeunes femmes ne sont pas difficiles à trouver. Un écrivain dit : « Le vrai commencement remonte à la jeunesse quand on enseigne aux jeunes filles, directement ou par suggestion, que la reproduction est une chose dont on ne doit pas parler ; et quand, plus tard, le moment du mariage approchant, on leur enseigne à regarder la maternité comme une responsabilité et un fardeau qu'il faut éviter le plus possible ! »

Les écoles supérieures de jeunes filles ont été instituées, comme celles des jeunes gens, en vue de leur développement intellectuel ; on n'y a fait aucune place aux connaissances spéciales que réclame leur sexe. On leur enseigne une foule de choses qui peuvent avoir leur utilité pour discipliner l'intelligence, mais qui sont absolument inutiles pour la vie de chaque jour. Tous les sujets qui pourraient les rendre aptes à bien remplir leurs devoirs de femmes et de mères sont soigneusement évités : elles sont tenues dans une ignorance absolue de tout ce qui concerne la physiologie spéciale et la maternité ; ces mots mêmes ne doivent pas être prononcés par les professeurs. Et les parents ne complètent pas, par une instruction personnelle à cet égard, l'enseignement défectueux de l'école. Des centaines de jeunes femmes se marient sans savoir comment les enfants naissent, sans avoir aucune idée des rapports conjugaux et du but que Dieu s'est proposé en instituant le mariage. Quand elles deviennent enceintes, elles ne savent pas comment se conduire et se préparer pour l'accouchement, dont les terreurs seraient enlevées par une juste compréhension de ces faits physiologiques. La naissance de leur premier enfant est attendue avec angoisse et anxiété. Les rapports conjugaux deviennent, pour elles, une cause de frayeur continuelle, et pour échapper à de nouvelles souffrances, elles arrivent à la pensée et au désir de détruire l'embryon.

Pour lutter contre ce désordre, il faut tout d'abord répandre des connaissances exactes sur tous ces sujets. Le mariage doit être relevé au rang d'institution divine et sainte. Il faut conserver aux relations humaines, les plus tendres et les plus sacrées toute leur pureté, de telle sorte que les parents puissent, sans rougir, en parler à leurs enfants. Les jeunes filles doivent, à un certain âge, apprendre à connaître les conditions physiologiques qui accompagnent la conception et la maternité ; elles doivent savoir que, dès le moment de la conception, la vie existe dans l'embryon et que, à l'instant où le spermatozoïde entre dans l'ovule, une vie individuelle et nouvelle commence, et que la femme est aussi bien la mère de cette existence qui s'éveille en elle, qu'elle le sera aux premiers tressaillements du petit être ou quand elle serrera son bébé dans ses bras.

Mais le crime de l'avortement n'est pas toujours

et uniquement imputable aux mères. Beaucoup de pères en sont aussi responsables. Aussi longtemps qu'il existera des maris qui ne veulent pas gouverner leurs passions ou discipliner leurs rapports conjugaux d'après les enseignements de l'Ecriture, mais veulent, au contraire, s'accorder une jouissance sexuelle illimitée, le mal ne pourra être enrayé. Les hommes doivent apprendre à considérer la question en se plaçant au point de vue des femmes.

Dans une réunion destinée aux femmes, après une allocution d'un docteur qui avait parlé sur ce sujet, l'une d'elles se leva et dit, en substance, ce qui suit : « Après deux ans de mariage, je devins mère d'un enfant faible et maladif nécessitant des soins continuels. Quand il eut atteint l'âge de sept mois, je dus constater à mon étonnement et avec terreur que j'étais de nouveau enceinte. Je fus outrée, humiliée ! Un sentiment de dégradation indescriptible remplit mon cœur. Le bébé né, et celui qui était à naître, étaient tous deux privés de leurs droits naturels. Toute en larmes et honteuse, je racontai la chose à ma mère, mais elle me répondit : « Mon enfant, pourquoi t'affliges-tu ainsi ? Tes enfants ne sont-ils pas légitimes ? » Tout mon être se révolta ; je frappai du pied et m'écriai : « Quoique mon mari soit le père légitime de nos enfants, ils ne sont pas légitimés pour cela. Aucune loi faite par les hommes, aucun rite imposé par les prêtres, ne peut légitimer un acte qui prive d'innocents enfants de leur droit à la vie et à la santé. » Et tandis que je sanglotais, la réaction se fit et je tombai évanouie dans les bras de ma mère. Quelles furent les conséquences ? Deux ans plus tard, les deux enfants, après une courte existence, reposaient côte à côte dans le cimetière et jusqu'à ce que, mon mari et moi, nous eussions compris les grandes lois que Dieu a profondément gravées dans notre être, nous ne fûmes pas capables d'avoir des enfants viables. »

La citation suivante, si impressive, est tirée du volume : *La Chasteté*, écrit par le Dr Dio Lewis :

« Avant mon mariage, j'informai mon mari de ma crainte d'avoir des enfants ; je lui dis que je n'étais pas préparée à affronter les souffrances et les responsabilités de la maternité. Il me promit que je n'y serais pas soumise pendant un temps déterminé. Mais sitôt après la cérémonie nuptiale, dès qu'il sentit qu'il pouvait satisfaire sa passion avec la sanction légale et religieuse, il exigea ma soumission à sa volonté. Il viola ainsi sa promesse, au début de notre vie conjugale. Fatale nuit de noces ! elle a laissé un nuage dans mon âme et dans mon *home*, qui ne pourra jamais être dissipé ici-bas. Elle scella le sort de notre union comme elle l'a fait pour des milliers d'autres couples.

» Mon mari était faible de santé, moi aussi ; et tous deux nous étions déprimés moralement. Nous étions pauvres ; nous n'avions rien préparé pour notre intérieur, pour nous-mêmes et pour recevoir des enfants. J'étais accablée. Au mois de septembre suivant nous vînmes à ***, et nous nous y fixâmes. En mars, mon enfant naquit, après s'être développé dans le sein d'une mère angoissée et craintive. Après trois mois de lutte, je me réconciliai avec la naissance de cet enfant, mais les sentiments que j'avais nourris pendant ma grossesse avaient influé sur lui, et les résultats n'en furent jamais effacés; il est, et restera, la victime d'une maternité imposée.

» Au bout d'une année je découvris que j'allais de nouveau devenir mère ; je fus désespérée. Mon premier-né, maladif et très pénible, exigeait des soins continuels. Mon mari était coupeur de bois et gagnait peu. J'étais révoltée à la pensée de mettre au monde des enfants qui devraient lutter contre la pauvreté ; je trouvais dans de semblables conditions la mort préférable à la maternité. Le désir de me débarrasser de mon enfant entra dans mon cœur, je consultai une personne qui m'aida à le tuer. Moins d'une année après, la maternité me fut de nouveau imposée dans les mêmes conditions ; tout me semblait sombre comme la mort. J'avais supplié mon mari de ne plus me rendre enceinte jusqu'à ce que je puisse accepter un enfant avec joie, mais il voulut satisfaire sa passion sans égard pour mes désirs et mon état.

» Je consultai un médecin et lui parlai de mon état d'esprit et de mon aversion, à la pensée d'avoir un autre enfant dans ce moment. Il me donna des indications pour le détruire ; j'y réussis au bout de trois mois, il y en avait cinq que j'étais enceinte.

» Quelques mois après, je devins de nouveau enceinte, à mon grand chagrin. Je résolus de détruire mon enfant, mais le courage me manqua au moment d'employer des moyens nécessaires. Ma santé et ma vie étaient en danger. Par amour pour mon premier enfant, je résolus de vivre et décidai de faire le mieux que je pourrais pour le bébé que j'attendais, et dont l'existence me semblait si peu naturelle et si ennuyeuse. Sachant que sa jeune vie serait influencée profondément et d'une façon durable par mon état physique et mental, je me réconciliai avec mon sort et fut aussi résignée et heureuse qu'il m'était possible de l'être dans les conditions où je me trouvais.

» Bientôt après la naissance de mon enfant, mon mari insista pour faire valoir ses droits et la maternité me fut de nouveau imposée. Je n'essayai pas de me débarrasser de l'enfant — l'avortement me paraissant inhumain, répulsif, contre nature. Je résolus de nouveau, dans l'intérêt de mon enfant, de faire le mieux que je pourrais. Quoique je ne pusse l'accueillir avec joie, j'endurai tranquillement son existence.

» Après la naissance de cet enfant, je sentis que je ne pouvais plus faire partager notre pauvreté à des êtres qui ne demandaient pas à naître. Mon mari me laissait toute la charge de la famille, mais

exigeait toujours sa satisfaction sexuelle. J'avais
à peine une heure à consacrer à mes enfants ;
j'étais une vraie esclave ; la vie avait perdu tous
ses charmes, et la tombe me paraissait mon seul
refuge.

» Mon éducation sociale et religieuse avait été tellement faussée que, pendant toutes ces années de
vie conjugale, je croyais faire mon devoir en me
soumettant aux désirs de mon mari ; je pensais
qu'il avait le droit d'exiger que je satisfasse à
tous ses instincts, et j'étais persuadée que c'est
seulement en agissant ainsi que les femmes peuvent conserver l'amour de leur mari. Je n'avais
du reste pas d'autre alternative que de me soumettre passivement à sa passion et pratiquer ensuite l'avortement, ou de le quitter ; mais j'étais
seule, sans amis influents, dans le Far West, et je
redoutais la misère pour mes petits enfants. L'a-
vortement répugnait à tous mes sentiments, et quand
j'y recourais, je devenais un objet d'horreur à
mes propres yeux.

» Mon mari m'ayant encore imposé la maternité,
je m'adressai à un docteur, qui me débarrassa de
mon enfant et, en le faisant, me priva, du même
coup, de la possibilité de redevenir mère ; je fus
ainsi dépouillée du plus bel attribut de mon sexe.
Je souffris tout ce qu'une femme peut souffrir dans
son corps et dans son âme.

» Ce n'était pas que j'eusse de mauvais sentiments à l'égard de mon mari, car je supportais,

sans me plaindre, de rudes privations, par amour
pour lui. Mais chaque fibre de mon être se révol-
tait contre la cruelle injustice des maris à l'égard
de leurs femmes, se manifestant par des grossesses répétées, imposées à leurs compagnes, alors
qu'elles ne sont pas préparées à en supporter les
souffrances et les responsabilités. »

Quoique nous ne voulions pas sanctionner, un
seul instant, le crime dont cette mère se rendait
coupable, nous ne pouvons cependant l'accuser
d'être seule fautive. Tout homme raisonnable admettra que son mari était injuste et cruel envers
elle, en ne voulant pas contrôler et discipliner sa
passion et que, par sa brutalité, il la poussait à
commettre l'affreux crime dont elle s'accuse.

Les vraies relations entre le mari et la femme
ne peuvent être établies, si l'un des époux se can-
tonne dans ses retranchements extrêmes. Il est absolument faux que la femme prétende être toujours
délivrée de la maternité et du soin des enfants,
mais il est également faux que le mari affirme que
la femme n'a pas été créée dans un autre but que
celui de mettre des enfants au monde, les uns après
les autres, aussi fréquemment que la nature le permet. D'un côté, c'est le devoir de la femme de se
préparer à accepter la possibilité d'avoir autant
d'enfants que sa santé physique, intellectuelle et
morale lui permettra d'en mettre au monde ; de
l'autre côté, le mari doit se sentir obligé de s'imposer une discipline personnelle et de supporter

les inconvénients qui résultent d'une parfaite fidélité envers sa femme, pendant qu'elle est enceinte
ou nourrice.

C'est une grossière insulte, non seulement pour
la femme, mais aussi pour son Créateur, que d'affirmer qu'elle n'a été créée qu'en vue de la reproduction. S'il est convenable parfois, qu'un homme,
pour accomplir certains devoirs ou atteindre des
buts honorables, renonce au mariage et se décide
à garder le célibat dans la continence absolue pendant toute sa vie, il est également juste que la
femme renonce au mariage pour se dévouer entièrement à des œuvres utiles à l'humanité, quand ces
œuvres sont incompatibles avec la vocation d'é-
pouse et de mère. Mais quand les hommes et les
femmes se marient, ils se méprennent complètement
sur le but du mariage s'ils s'imaginent qu'il n'a
été institué que pour mettre au monde le plus
grand nombre possible d'enfants, et s'ils font de la
quantité au lieu de la *qualité* la raison d'être de
cette relation. Le mariage a été institué pour le
plus grand bien physique, intellectuel et moral des
parents. Leurs vies doivent se développer par l'ac-
quisition de connaissances utiles et variées, qu'ils
pourront ensuite transmettre à leurs enfants. Ils
ne doivent pas chercher à élever le plus grand
nombre possible d'enfants, sans égard à ce qu'ils
soient bons, mauvais ou passables, à mettre au
monde une horde d'être inférieurs, mais ils doivent avoir le nombre d'enfants qu'ils peuvent *bien*

élever, afin de créer une race d'hommes et de femmes supérieurs à ceux des générations précédentes.

Nous avons prouvé qu'il y a une manière coupable et criminelle de limiter sa progéniture ; mais il y a aussi une manière raisonnable et juste qui consiste à limiter volontairement les rapports conjugaux, dans le but de pouvoir bien élever ses enfants.

Il y a des moments où il serait absolument mauvais de procréer un enfant. Ainsi lorsque les conditions physiques d'un des époux rendraient impossible la naissance d'un enfant bien portant ; lorsque la femme est fatiguée et usée par des grossesses trop fréquentes, quand les enfants sont nés si rapprochés les uns des autres, qu'ils nuisent à la nutrition l'un de l'autre et mettent en péril la santé de la mère, ou quand la mère est constituée de telle façon qu'une grossesse mettrait sa vie en péril. Toutes ces raisons, et d'autres encore, entraînent l'obligation d'une discipline personnelle qui permette la limitation ou même la suspension des naissances par des moyens honnêtes et légitimes.

Il est important de dire, cependant, que des époux ne doivent jamais éviter d'avoir des enfants ou même chercher à en avoir peu, *sans raisons valables* ; leurs propres idées à ce sujet ne leur permettent pas toujours d'arriver à des conclusions justes ; ils peuvent, dans ce cas, avoir recours aux conseils d'un médecin consciencieux et bien qualifié. Ce qui leur semble des barrières insurmontables, peut souvent, avec un peu d'attention, être écarté et donner des résultats satisfaisants.

Ce que nous avançons est justement illustré par le fait suivant, raconté par le Dr Pomeroy, dans sa *Morale du Mariage* : « Un mariage d'amour fut contracté par deux personnes très nerveuses et de tempérament physique faible. De plus, la femme souffrait d'une défectuosité qui rendait la maternité presque impossible. Dans ces circonstances, les époux se demandèrent s'ils ne devraient pas renoncer à avoir des enfants. Ils examinèrent la chose soigneusement, prirent l'avis d'un médecin, et finalement décidèrent que la voie la plus honorable et la plus sûre était de ne pas redouter d'avoir une famille d'enfants bien constitués. La femme suivit un traitement médical, et au bout de quelques mois se trouva dans des conditions lui permettant de supporter la maternité.

» Reconnaissant leur infériorité physique du début, le couple se décida à faire tous ses efforts pour assurer aux enfants une santé aussi bonne que possible dans de telles circonstances. Ils cultivèrent, tous deux, leurs forces physiques et mentales ; la loi de l'hérédité fut étudiée, la mère fut entourée d'objets agréables à la vue, pouvant égayer ses pensées pendant la période où l'enfant reçoit, par sa mère, les influences du monde extérieur. Chaque enfant fut aussi pendant cette même période, l'objet de prières, demandant que le St-Esprit fût à l'œuvre dès le développement de sa vie, de telle sorte que la régénération puisse, plus tard, suivre la génération, comme le jour suit l'aurore.

» Ce serait trop avancer que de promettre des résultats aussi marqués dans tous les cas semblables à celui-ci, mais tous les enfants de cette famille ont été bien supérieurs à ce qu'on aurait pu attendre. Ils étaient bien proportionnés, avaient un corps sain, un tempérament bien équilibré et étaient affectueux envers leurs parents et entre eux. Ils ont donné beaucoup moins de peine à élever que d'autres, quoiqu'ils possédassent une forte volonté et un sentiment très prononcé de la justice. Ce qu'ils donneront à leur maturité ne peut être prédit, mais il est certain qu'ils prouvent maintenant l'influence qu'ont eue l'amour et les soins de leurs parents, sur leur mentalité, même avant leur naissance.

» Cela a coûté quelque effort et beaucoup de désintéressement au père et à la mère, mais ils ont été récompensés par la facilité qu'ils ont eue à élever leurs enfants ; par-dessus tout, les petites différences de goûts ou d'opinions ont été résolument sacrifiées dans l'intérêt des enfants, et chacun de ceux-ci, en venant agrandir le cercle de famille, apportait de nouveaux éléments d'harmonie et de joie.

» J'ai souvent entendu le père déclarer qu'il n'avait aucune raison de se croire plus pauvre d'un écu, que s'il n'avait point eu d'enfants. Il est impossible de dire si cette affirmation est parfaitement exacte, mais on a observé que bien des ménages sans enfants, qui avaient commencé la vie conjugale sous d'heureux auspices, l'ont terminée dans la misère ou par le divorce. »

Mais, dira-t-on, quand il est nécessaire de limiter le nombre des enfants, comment faut-il faire pour agir honnêtement ? Beaucoup de personnes semblent croire que la science médicale possède un moyen permettant de s'accorder une jouissance sexuelle illimitée, tout en évitant les conséquences naturelles. Le Dr Pomeroy dit : « Il est étonnant de constater combien de gens croient que la science médicale peut limiter le nombre des naissances. Laissez-moi vous dire que je ne connais qu'un moyen infailllible : *c'est la séparation des sexes.* Je crois si fermement que la nature se réserve le secret du contrôle des naissances, que je serais tenté de suspecter l'habileté ou l'honnêteté de celui qui prétendrait connaître un moyen sûr et honnête de limiter les conceptions pour ceux qui vivent dans les liens du mariage. »

A cause des conséquences morales et physiques et des terribles résultats qui viennent se grouper autour de cette question — une des plus délicates que nous ayons à traiter — nous avons fait une étude approfondie de ce sujet. Nous avons compulsé un grand nombre d'ouvrages, et nous sommes arrivé à cette conclusion — qui est celle des docteurs les plus compétents — que le seul moyen d'éviter la conception est la privation des **rapports sexuels**. Il y a bien quelques méthodes, suggérées par des docteurs à ceux qui désirent éviter le résultat normal et logique de ces rapports, mais lorsqu'on demande à ces mêmes docteurs leur conviction intime, ils doivent toujours reconnaître que l'abstention de ces rapports est le seul moyen absolument certain.

Ces méthodes ne sont du reste pas seulement peu satisfaisantes et souvent inefficaces, mais elles ont des effets déprimants sur les individus qui les pratiquent. Parfois, la nature ne se venge pas immédiatement, mais tôt ou tard le dicton se réalise : « La justice, quoique boiteuse, finit cependant par atteindre sûrement le coupable. »

Les époux résolus à respecter les lois naturelles implantées dans notre être expérimenteront la vérité de cette assertion du Dr Kellogg : « Il y aura moins de jouissance sexuelle, mais plus de vraie joie ; moins d'amour brutal, mais plus de communion spirituelle ; moins de grossièreté, mais plus de pureté ; moins de développement de la nature animale, mais un terrain propice au développement de la pureté, de la sainteté et de toutes les vertus chrétiennes. »

Une abstention complète de rapports sexuels est parfaitement justifiée quand elle a lieu du consentement mutuel des deux conjoints. « L'objection qu'on fait à cette abstention, » dit le Dr Napheys dans sa *Transmission de la vie*, « c'est qu'elle est trop sévère, trop difficile à observer. Cela ne devrait pas être. Un homme qui aime sa femme doit pouvoir, pour la préserver d'une vie fatigante ou pénible, du danger de mort ou de celui de mettre au monde des enfants mal constitués, être capable et désireux de renoncer, de son plein gré, à sa satisfaction personnelle, aussi bien qu'un célibataire continent le fait pour des motifs moins élevés. L'homme qui est incapable de cet effort est au-dessous de l'idéal d'un bon mari.

Mais, quoique tout ceci soit admis, la question est encore posée : « Est-ce tout ? N'y a-t-il aucun moyen de limiter le nombre de nos enfants, sans nuire à la santé ou sans infliger à l'homme un martyre auquel pas un sur mille ne voudrait se soumettre ? »

En face de ce dilemne, le Dr Pomeroy dit, dans sa *Morale du Mariage :* « Il y a des circonstances dans lesquelles des moyens *temporaires* d'éviter la conception peuvent être désirables et justifiés ; par exemple, pour prévenir une nouvelle grossesse chez la mère qui nourrit son enfant ou qui a ses règles pendant qu'elle nourrit — condition dont notre vie artificielle est responsable.

» Dans des cas semblables et d'autres aussi légitimes, la nature elle-même fournit un moyen qui, avec un peu d'oubli de soi-même, donne un degré raisonnable de sécurité ; à part cela, il n'est ni sûr, ni bon d'agir sans le conseil d'un docteur compétent, médicalement et moralement. »

On trouvera le moyen dont il est fait mention ici, dans le chapitre quinzième du Lévitique, à partir du verset dix-neuf. Dans ce passage, une période de séparation absolue est prescrite à la femme pendant la menstruation, et le commandement lui est fait « lorsqu'elle sera purifiée de son flux, de compter sept jours, après lesquels elle sera pure. » Le huitième jour, la femme juive devait se présenter devant le prêtre avec son offrande habituelle, puis elle était déclarée pure et pouvait reprendre la vie commune.

Cette prescription de l'ancienne Alliance devait rendre les enfants d'Israël sages et avisés, non dans le but d'éviter l'accroissement de leurs familles, mais bien la dégénérescence de la race. Observée scrupuleusement, cette prescription assurait la sécurité dans la majorité des cas, et limitait honnêtement le nombre des enfants. La séparation pendant la menstruation, si importante pour la pudeur et la santé de la femme, se trouve d'accord avec les principes d'hygiène et de physiologie de la science médicale.

Nous ne prolongerons pas davantage la discussion sur ces sujets. Ceux qui sont aux prises avec les difficultés et les infirmités que nous avons signalées, sont libres de rechercher tel conseil médical qui pourrait convenir à leur cas particulier. Nous voudrions cependant avertir tous les époux que « ceux qui emploient des moyens énergiques pour prévenir la conception sont exposés à aller plus loin qu'ils ne le voudraient ; même dans les meilleures conditions ; ils s'ingèrent dans les secrets de la nature, ce qui est toujours une chose dangereuse en elle-même. » Si vous recherchez l'aide médicale, ayez soin de vous adresser à un médecin compétent et consciencieux, mais laissez-moi vous dire que si vous espérez obtenir de lui un secret qui vous permettra de ne restreindre en rien vos passions, tout en évitant leurs conséquences naturelles, vous serez déçus. Le Dr Pomeroy dit à ce sujet : « Comme je l'ai déjà fait observer, il est surprenant de constater à quel point les gens du peuple s'imaginent que le cours de la nature peut être arrêté. Tel qui craindrait de faire tourner en arrière les aiguilles d'une montre, de peur de gâter son mécanisme compliqué et délicat, n'hésite pas à intervenir par des moyens violents dans l'ordre intérieur du mécanisme humain, qui est cependant mille fois plus compliqué et délicat. La nature est tenace dans ses droits, elle résiste avec force aux empiètements, et quand elle est forcée de céder, elle inflige à celui qui l'a offensée un châtiment qui peut être retardé, mais n'en est pas moins certain. Beaucoup de personnes semblent ignorer ceci ; elles considèrent la nature comme une force aveugle et inintelligente, trop stupide pour comprendre une injure, ou trop placide pour en garder du ressentiment ; d'autres, qui reconnaissent la puissance des lois naturelles et leur sagesse, s'arrogent le droit, et croient avoir le pouvoir, de réduire cette nature à l'obéissance. C'est absurde et même impie, car le mot nature n'est qu'un autre terme pour désigner le Créateur, infiniment sage, de toutes choses. La nature cherche plutôt à *nous* corriger qu'à corriger nos erreurs et nos folies. Si elle était indéfiniment occupée à défaire patiemment notre ouvrage, nous le referions aussi indéfiniment et avec persistance ; nos maux seraient justifiés, mais nous resterions dans le péché mental, moral ou physique qui nous les avait valus. Si les conséquences de notre péché étaient trop vite supprimées, nous ne nous rendrions pas compte que nous ne sommes pas en harmonie avec les lois de la nature, et la race dégénèrerait et finalement disparaîtrait. »

Si vous n'obtenez pas d'un docteur intelligent et moral l'information que vous désirez ou le soulagement que vous cherchez, gardez-vous de vous adresser à quelque charlatan qui publie des annonces dans le but de tromper et de voler ceux qui s'adressent à lui, les laissant ensuite humiliés, la bourse vide et la santé minée.

Les époux qui se reconnaissent le droit de limiter le nombre de leurs enfants, sont sérieusement exposés au danger de différer et de temporiser, au point d'avoir plutôt trop peu, que trop d'enfants. Pour beaucoup de femmes, le temps favorable à la procréation est... tout autre moment que le présent ! L'intention d'avoir des enfants est en *danger* de se transformer en intention de n'en point avoir.

Il y a cependant une préparation nécessaire à la maternité. Si les parents de la génération actuelle comprenaient le merveilleux pouvoir qu'ils ont de mouler et de façonner les générations subséquentes, les enfants de la prochaine décade s'élèveraient d'après un plan entièrement nouveau. Quelques personnes semblent croire que la conception d'un enfant, comme le choix d'une femme ou d'un mari, doit être laissé à l'aveugle hasard. Et cependant, ces deux évènements ne peuvent être trop sérieusement pris en considération. Si la conception a lieu lorsqu'un des parents, ou les deux, sont malades ; si la mère n'y consent pas volontairement et que l'embryon se développe dans son sein, alors que tout son être se révolte contre l'admission d'un nouvel enfant dans le cercle de la famille, le bébé ne peut être autrement que faible, maladif, nerveux et pénible, peu sociable et d'humeur sombre pendant toute sa vie.

Il y a trois choses très importantes en connexion avec la grossesse : 1° la préparation nécessaire à la maternité, 2° l'état mental des parents au moment de l'acte reproducteur, 3° l'état mental et la condition physique de la mère pendant les mois où le corps et le caractère de l'enfant se formeront dans son sein.

La période et le caractère de la préparation à la maternité doit toujours varier suivant la condition physique des parents ; quelquefois elle exige des semaines, d'autres fois même, des années. Aucun homme, aucune femme, ne devrait consentir à avoir un enfant, à moins d'être dans un état tout à fait favorable, physiquement et intellectuellement. Les autorités médicales attachent universellement une grande importance à l'état mental des époux au moment du coït. Le Dr Hufeland, éminent écrivain allemand dit : « A mon avis, il est d'importance capitale que ce moment soit celui où la sensation de forces unies, d'ardente passion, et un état d'esprit heureux et exempt d'inquiétudes, invite les époux à l'accomplissement de l'acte procréateur. » C'est un crime de transmettre la vie avec insouciance ou dans un mauvais état de santé.

Les Anciens comprenaient l'importance de ce moment et aimaient à entourer la couche nuptiale de statues qui charmaient la mère par leurs belles proportions. Ils prétendaient qu'un homme, même difforme, pouvait obtenir de cette manière des enfants bien proportionnés. Cette prétention est peut-être un peu exagérée ; elle renferme cependant un élément de vérité.

Environ dix-huit siècles avant J.-C., le patriarche Jacob reconnut ce principe, quand il s'arrangea avec Laban pour accepter les boucs et les brebis tachetés et rayés des troupeaux comme récompense de son travail. Il n'y avait rien de miraculeux dans le résultat que Jacob s'assura en produisant une impression sur les animaux, au moment du rut, de telle façon que les jeunes fussent marqués des raies et des taches qui s'accordaient avec ses intérêts personnels.

Beaucoup de différences existant entre les enfants d'une même famille, peuvent être attribuées à l'état physique et mental différent des parents au moment de la conception.

Les résultats de la préparation à la maternité sont si grands et si désirables, que les époux devraient les étudier soigneusement, et n'appeler à l'existence des êtres destinés à l'immortalité, qu'avec la plus grande sollicitude, avec recueillement et **prière**.

L'auteur de ce volume se rappelle l'impression profonde que fit sur son esprit l'entretien qu'il eut avec un docteur qui, le premier, lui fit considérer cette face du sujet. Et pourquoi n'en serait-il pas ainsi ? Pourquoi, après une période de préparation, les époux ne s'uniraient-ils pas pour demander la bénédiction de Dieu sur l'acte qu'ils vont accomplir et sur la naissance possible d'un héritier qui serait mis en possession des meilleurs dons physiques, intellectuels et moraux ?

Il y a certains signes, annonçant la conception, qui peuvent être facilement reconnus par les femmes qui ont déjà été mères. Chez quelques-unes, elle s'accompagne d'une grande émotion, d'une sensation extraordinaire de plaisir, et même du tremblement du corps entier. Quelquefois, elle est accompagnée d'une sensation de faiblesse. Jadis, l'enflure de la gorge était regardée comme un signe de conception, et des autorités médicales modernes inclinent à accepter cette théorie. Parfois des nausées surviennent immédiatement après la conception.

Il ne faut cependant pas s'arrêter à la présence ou à l'absence de ces signes. Dans la plupart des cas, la cessation des règles et l'apparition des nausées, le matin, sont les premiers indices de la grossesse.

CHAPITRE XIII

La grossesse.

Un mari, qu'il soit jeune ou vieux, doit toujours avoir beaucoup d'égards pour sa femme; mais s'il est un moment où elle mérite d'être particulièrement entourée de soins et de tendresse, c'est celui de la grossesse.

S'il existe chez la jeune femme un ardent désir d'avoir des enfants, si elle est intelligente et si elle a été bien préparée physiquement à affronter les devoirs de la maternité, elle passera le temps de sa grossesse dans un état d'esprit satisfaisant.

Mais il n'en est pas toujours ainsi. Beaucoup de femmes n'ont pas reçu les enseignements qui leur seraient si utiles à ce moment-là. Elles peuvent être très instruites, sans qu'on leur ait enseigné leur propre physiologie, ni celle de l'homme. Les livres qui les auraient éclairées à ce sujet ont été soigneusement tenus hors de leur portée, et peut-être même ont-elles été encouragées, pendant leur jeunesse, à se serrer la taille et à provoquer ainsi un déplacement des organes internes, qui les a rendues impropres à la conception. Souvent, la jeune femme se marie avec une certaine crainte à l'égard de la maternité, qui lui fait désirer d'y échapper autant que possible. La découverte de sa grossesse la remplit d'angoisse. Dans son ignorance, elle cherche son chemin à tâtons, ne sachant où trouver la lumière. Elle s'adresse tout naturellement à des femmes mariées et mères de famille, et au lieu de recevoir des encouragements, elle entend des paroles comme celles-ci : « C'est bien ennuyeux que vous soyez déjà enceinte, car c'est affreux d'avoir des enfants, ce sont des souffrances atroces ! » Neuf fois sur dix, ses appréhensions se transforment alors en frayeur.

Que fera le mari dans un cas semblable ? S'il connaît une personne intelligente, judicieuse et sympathique, qu'il lui conduise sa femme, et cette amie saura l'encourager et détruire ses craintes en l'instruisant. Elle lui fera comprendre que des soins entendus la rendront capable d'éviter en grande partie les souffrances physiques ; elle lui expliquera comment l'amour maternel s'éveillera dans son cœur, à mesure que les mois de la grossesse s'écouleront, et lui fera considérer comme le plus beau jour de sa vie celui où elle tiendra dans ses bras son petit enfant ; elle lui dépeindra la joie du père et celle de toute la famille, à la naissance du bébé ; elle lui fera comprendre combien son *home* sera plus heureux que celui où l'on n'entend jamais le babil ou le bruit des petits pieds d'un enfant. Elle lui dira encore que son état d'esprit contribue à former celui de son bébé et que si elle désire avoir un enfant affectueux, elle doit l'aimer, elle-même, avant sa naissance ; si elle désire un enfant paisible et heureux, elle doit rester, elle aussi, paisible et sereine, et se garder des soucis et de l'impatience qui rendraient son enfant nerveux et irritable ; qu'en un mot, elle ne forme pas seulement dans son sein le corps du bébé, mais aussi son caractère et ses dispositions.

Quand le mari trouvera sa femme abattue, découragée, il ne devra pas se formaliser d'expressions qui pourront lui échapper et qui tiennent à son état. Il devra se souvenir qu'aucun mari ne peut suffisamment comprendre les souffrances et les impressions de sa femme, pendant ce temps d'appréhension et de crainte. Elle a besoin d'être réconfortée et entourée de tendresse. Le cœur de son mari doit lui offrir une sympathie sincère. Il faut qu'il éloigne de son esprit des pensées comme celles-ci: «Petite folle! Pourquoi s'est-elle mariée? Ne savait-elle pas qu'elle deviendrait mère, comme les autres femmes ? Elle ne souffre pas plus que d'autres. C'est le cours naturel des choses. Qu'a-t-elle besoin de faire tant d'embarras ? elle n'a qu'à se soumettre à ce qui est, etc. » Des pensées semblables le rendraient tout à fait incapable de lui témoigner la sympathie dont elle a besoin et qui doit être réelle et non feinte.

Pour la plupart des femmes, le temps de la grossesse est un temps de malaises ; quelques femmes privilégiées sont, au contraire, en meilleure santé pendant leur grossesse, que dans toute autre période de leur vie. Certaines femmes sont la terreur de leur mari quand elles sont enceintes ; elles rendent malheureux tous ceux qui sont autour d'elles, et se rendent elles-mêmes misérables. Pendant la période de la grossesse, la femme cesse d'être attrayante et, pour son bien, aussi bien que pour celui de l'embryon, la nature la pousse à refuser les rapports sexuels. Dès le matin, elle a des nausées, s'accompagnant fréquemment de vomissements qui résistent parfois à tout traitement. La jeune femme est alors exposée à recevoir toutes espèces de conseils et d'avis peu judicieux. On l'encourage par exemple à manger beaucoup pour « conserver ses forces », « à manger pour deux » etc. Elle change trop facilement sa manière de vivre et, quand elle grossit, par un sentiment de fausse pudeur, elle se prive d'air et d'exercice et se constitue prisonnière dans sa propre maison, et même quelquefois dans sa chambre.

Les époux devraient se préparer d'avance, à ce moment, et avant d'affronter la maternité, s'entourer de toutes les connaissances utiles et nécessaires se rapportant à cet état. Il est trop tard d'attendre que la jeune femme soit enceinte, car à ce moment il vaut mieux détourner ses pensées de son état, par de saines distractions. Si la jeune épouse n'a pas été instruite avant son mariage, le mari devra se dévouer à la renseigner et à devenir son sage conseiller. Il pourra étudier soigneusement le livre intitulé : *Ce que toute femme mariée devrait savoir*, et d'autres ouvrages bien choisis.

Encouragée par les judicieux conseils et la tendre sympathie de son mari, la jeune femme prendra de l'exercice et se vêtira d'une façon rationnelle ; elle maintiendra aussi son esprit dans d'heureuses dispositions. Qu'elle sache que si elle reste inactive et ne sort pas de chez elle, non seulement elle aura un accouchement douloureux, mais son enfant n'aura pas de goût pour l'activité physique ou intellectuelle ; si, au contraire, sa vie est trop remplie de devoirs, de perplexités et de soucis qui la laissent déprimée et sans repos, il est fort probable que son enfant sera agité, nerveux et irritable. Le jeune mari doit se souvenir que l'avenir de son *home* dépend de l'intelligence et de la sagesse que sa femme et lui déploiront, dès le commencement de leur vie conjugale. Leur santé, leur sagesse, leurs actions détermineront leur bonheur présent et le caractère de leurs enfants et même de leurs descendants.

Quoique ce ne soit pas dans nos attributions, de donner, dans un livre destiné aux époux, des règles et des directions concernant les épouses et les mères, nous ne pouvons cependant résister au désir de leur communiquer un article suggestif sur *La nourriture et l'hygiène des femmes enceintes*, tiré d'un journal s'occupant de la maternité : « Dès le moment de la conception, il faut s'occuper du bien-être de la mère et de l'enfant.

» La majorité des femmes redoutent la grossesse parce qu'elle apporte des soucis, des douleurs, des difficultés de toutes sortes, et se termine par des souffrances intenses.

» La plus grande part de ces souffrances sont dues à la violation des lois de la nature ; en suivant quelques règles d'hygiène très simples, ces souffrances pourraient être évitées, ou du moins fort diminuées.

» Ayant reçu beaucoup de demandes de conseils, je donnerai pour le bénéfice des femmes, mes sœurs, comme résultat de mes propres expériences, les directions et les avertissements suivants :

» Une des principales causes de malaise est une nourriture défectueuse ; une autre cause réside dans les vêtements mal conditionnés; une troisième enfin, consiste dans le manque d'exercice.

» En ce qui concerne la nourriture, la femme enceinte doit avoir une alimentation fortifiante mais pas échauffante. Elle doit manger à des heures régulières et en quantité modérée. Il serait préférable de ne boire qu'un moment après le repas. Il est désirable de ne pas trop exciter le développement des os de l'enfant dans le sein de la mère, puisque ce sont eux qui rendent le travail d'enfantement si pénible. En choisissant une nourriture qui ne le favorise pas trop, on évitera des souffrances. Tous les légumes frais et tous les fruits sont bons, mais la nourriture animale est préjudiciable, à mon avis.

» Une nourriture trop riche, se composant de pâtisseries, jus de viandes et mets gras doit être évitée. Le thé et le café sont des stimulants des nerfs et du cerveau, nuisibles à la mère et à l'enfant ; les vins et les liqueurs de toutes sortes doivent être proscrits. En revanche, on peut user librement de toutes les céréales, surtout du blé qui est moins échauffant que l'avoine. On peut aussi manger beaucoup de fruits : en premier lieu, les oranges et les citrons, puis les pommes, les pêches et les prunes. Les bananes sont très bonnes, surtout prises le matin, à jeun. Il vaut mieux ne pas se rassasier ; prendre garde de n'abuser de rien. Celles qui désirent une boisson chaude, le matin, pourront employer du café de malt. Le pain complet ou le pain bis sont meilleurs que le pain blanc parce qu'ils contiennent moins de matières amylacées.

» Les nausées du matin peuvent être parfois évitées en mangeant plusieurs zwiebacks de graham. Il faut les manger au lit et y rester encore tranquille pendant cinq minutes, ensuite se lever lentement et s'habiller sans hâte. Le jus d'un citron ou d'une banane peut avoir le même effet. Généralement, lorsqu'on mange du fruit au moment d'aller au lit, on ne ressent pas de nausées le matin.

» Quant à l'habillement, aucun vêtement ne doit

peser autour de la taille ; tous doivent être supportés par les épaules. Une taille à cordons, avec des bretelles et des boutons pour les jupes, constitue un bon soutien. Que tous les vêtements soient aussi légers que possible, chauds, mais pas étroits. Il faut porter des souliers à talons bas et à larges semelles pour empêcher l'enflure des jambes et des pieds, qui ont un poids anormal à porter.

» Une quantité suffisante d'exercice est nécessaire. Les travaux du ménage et un peu de jardinage facile sont excellents, mais il faut éviter de laver, de récurer, de frotter les parquets, etc. Monter des escaliers ou gavir des collines, constitue un très bon exercice. Il faut respirer pleinement et profondément, afin de remplir d'air les poumons. La majorité des femmes ne respirent qu'avec le sommet des poumons ; elles augmenteraient leur tour de poitrine, de deux centimètres, si elles respiraient pleinement. La respiration profonde ne donne pas plus de force à la mère, mais elle fait profiter l'enfant de l'exercice que lui procurent les mouvements du corps de la mère à chaque respiration, et purifie son organisme en le fortifiant. Tenez la bouche fermée et cela vous forcera à respirer plus profondément. Escaladez les collines et les escaliers, la bouche close, la tête droite, les épaules en arrière, et respirez aussi profondément que possible en montant.

» Exercez-vous librement, mais sans fatigue, car la fatigue nuit à la vitalité et au développement du fœtus.

» Un bain de siège tiède, pris quinze minutes avant d'aller au lit, procure un sommeil profond et rafraîchissant et rend la souplesse aux muscles. Séchez-vous soigneusement et couvrez-vous chaudement afin d'éviter les frissons. De grands lavages ou des bains froids maintiendront une bonne circulation du sang ; ils devront toujours être suivis d'une friction faite avec un linge rude. Le massage à l'huile d'olive empêche la peau d'être trop tendue.

» Une forte solution d'alun, appliquée en compresses pendant la nuit sur le mamelon des seins, rendra la peau plus dure et préviendra les crevasses.

» Tenez-vous toujours droit, quelle que soit votre occupation, car la position inclinée exerce une pression nuisible.

» Il est bon d'attendre jusqu'au troisième jour après la naissance de l'enfant pour changer la nourriture et permettre à la mère de manger librement tout ce dont elle s'était privée pendant la grossesse, ceci afin que son lait ait toutes les qualités requises pour la nourriture de l'enfant.

» Pour vous convaincre de l'utilité du genre d'alimentation recommandé plus haut, comparez les deux expériences suivantes, faites par la même mère.

» *Nourriture mixte*, riche et succulente, hygiène médiocre, exercice insuffisant. Résultats : un enfant pesant 5 kilos ; quinze heures de souffrance, travail d'enfantement pénible[1]; la mère n'a pu se lever que le dixième jour.

» *Nourriture végétale*, avec fruits. Résultats : un enfant de 3 kilos ¾ ; travail d'enfantement d'une heure ; la mère peut se lever au bout de six jours. La mère et l'enfant se portent ensuite très bien. »

Nous pouvons nous rallier à la plupart des conseils donnés par l'écrivain, mais nous croyons cependant utile de faire observer qu'une des plus grandes et des plus fréquentes erreurs, entraînant souvent de graves conséquences, est commise par la mère, lorsqu'elle se lève trop tôt et reprend trop vite ses devoirs journaliers. La révolution qui s'opère dans son corps ne peut s'accomplir en quelques jours, pas même en deux semaines. Dans la plupart des cas, il serait bon que la jeune femme ne se levât pas avant trois semaines et restât six semaines dans sa chambre avant de se mêler de nouveau au reste de la famille.

Mais il y a une autre face de la question qui ne peut être laissée dans l'ombre. Le besoin sexuel de la femme a été satisfait par la conception, tandis que celui du mari continue à être actif et même parfois impérieux. S'il désire avoir pour sa femme les égards qui lui sont dus, il prendra garde de ne pas s'exciter et exercera sur lui-même une sévère discipline.

---

[1] Nous croyons que la nourriture et l'hygiène peuvent influer sur la grosseur de l'enfant, mais non sur les douleurs et la durée de l'enfantement. *(Note du trad.)*

Tous ceux qui ont observé la vie des oiseaux et des animaux, ont remarqué qu'après la conception, la femelle repousse constamment le mâle et celui-ci, qu'il soit quadrupède, oiseau ou reptile, ne forcera jamais la femelle à le recevoir ; pendant qu'elle porte, les sexes restent séparés. Ne semble-t-il pas que la nature nous enseigne ainsi comment les époux doivent se conduire ?

Chez les païens, dans les pays où règne la polygamie, le mari reste toujours séparé d'une femme enceinte ; n'est-il pas étrange que dans les pays civilisés et chrétiens, les docteurs et les personnes cultivées ne soient pas toujours d'accord ? Afin que le lecteur puisse se rendre compte des opinions divergentes, nous ferons quelques citations d'écrivains renommés.

Dans son livre intitulé : *La vie physique des femmes*, le Dr George H. Napheys dit : « Pendant les jours où la femme aurait dû avoir ses règles, les rapports conjugaux doivent être suspendus. Ils seraient mauvais pour la mère et dangereux pour l'enfant, car ils pourraient amener une fausse-couche. Mais quand l'époque de la menstruation est passée, il n'y a aucune raison de suspendre complètement des rapports conjugaux modérés, ils peuvent être permis avec précaution, pendant toute la durée de la grossesse. Il n'y a qu'un cas où ils faudrait y renoncer : ce serait lorsque la première grossesse aurait été interrompue par un avortement ; car il faudrait alors prendre toutes les précautions possibles, afin que cela ne se reproduise pas à une seconde conception. Le mari et la femme devraient vivre séparés, la nuit, pendant les cinq premiers mois de la grossesse, ensuite, ils pourraient reprendre leur vie normale. S'il survient une fausse-couche, aucun rapport ne doit être toléré pendant le mois qui suit l'accident ; une négligence à cet égard amène fréquemment des maladies inguérissables de la matrice.

Un autre auteur, parlant des effets du coït pendant la grossesse. dit : « Les organes sexuels sont souvent trop développés chez l'embryon, à cause de l'indulgence excessive que les parents s'accordent pendant la grossesse. Après la naissance, on donne trop vite à l'enfant de la viande, du thé, du café et d'autres stimulants, ce qui développe en lui une précocité sexuelle. »

Le Dr John Cowan, dans *La science d'une vie normale* dit, avec emphase : « Je répète que durant toute la grossesse, aussi bien que pendant l'allaitement, *les rapports sexuels ne doivent pas exister entre le mari et la femme.* C'est la loi de la nature, la loi de Dieu, et en dehors des pays christianisés elle n'est jamais violée. Les animaux ne se le permettent pas, les sauvages non plus, et dans les trois-quarts du monde, cette violation est considérée comme une infamie par nos semblables. Un homme qui visite sa femme pendant sa grossesse est pire qu'une brute. Ne commettez pas, je vous en prie, parents, une action aussi vile. Ne souillez pas vos corps, ne laissez pas votre nature sexuelle ternir votre âme pure pendant qu'un nouvel être se forme ; mais par des paroles affectueuses, des caresses et des baisers chastes, cultivez en vous le vrai amour, celui qui unit les âmes et apporte une paix et un bonheur qui ne peuvent être appréciés avant qu'on les ait expérimentés. »

En parlant des besoins physiques de la mère pendant la gestation, le Dr Napheys dit : « Pendant cette période, toute la force de l'économie est employée à nourrir le nouvel être, et il ne reste pas de force nerveuse à dépenser en plaisirs stériles. Chaque excitation a son contre-coup sur l'enfant qui souffre, dans sa santé et sa croissance, des appétits contre-nature de la mère. »

Le Dr J. B. Black dit : « Le coït pendant la grossesse peut causer chez l'enfant une prédisposition à l'épilepsie. L'excitation du système nerveux de la mère ne peut que nuire au tendre germe qu'elle porte dans son sein. »

Voici l'opinion du Dr J. H. Kellogg : « L'indulgence sexuelle pendant la grossesse entraîne le pire des résultats qui puissent atteindre toute forme d'excès conjugaux. La mère souffre doublement, parce qu'elle doit supporter le fardeau de deux vies. Mais les résultats pour l'enfant sont spécialement désastreux. Au moment où son corps se forme et où ses différents organes acquièrent cette intégrité de structure qui lui donnera sa vigueur constitutionnelle — pendant cette période de son

existence, critique entre toutes, — son développement est compromis, et des tendances aux maladies constitutionnelles sont produites par les réclamations contre-nature, faites à la mère. »

Et le même auteur ajoute : « Il y a encore une
autre conséquence. Le cerveau de l'enfant est im-
pressionné par les sensations nerveuses que la mère
éprouve. Un des effets les plus certains des rapports
conjugaux, à ce moment, est de développer d'une
façon anormale l'instinct sexuel de l'enfant. On
trouve ici la clef de la précocité sexuelle et de la
dépravation qui affligent l'humanité. La sensualité
est née, dès le commencement de la vie, dans une
grande partie de ceux qui forment la génération
actuelle. »

Dans un livre intitulé : *La Tocologie*, la Doctoresse Alice B. Stockham dit : « Si la loi de la
continence n'est pas la loi qui gouverne la vie
entière, il est au moins naturel et raisonnable que
la mère soit exemptée des rapports conjugaux pendant la gestation. »

Dans un excellent petit livre intitulé : *Les ap-
proches de la maternité*, un docteur expérimenté
dit : « Un homme me raconta une fois que l'accouchement le plus facile que sa femme ait eu, était
survenu deux jours plus tôt qu'on ne l'attendait,
et un jour après des rapports conjugaux. Heureusement qu'il n'y a pas beaucoup de semblables
maris ! Ce qui était arrivé, en réalité, à mon avis,
c'est que le coït avait amené un accouchement pré-

maturé. Qu'il n'ait pas été pénible, c'est un heureux hasard, et l'excellente constitution de la femme y avait contribué. Mais il est bien préférable que, pendant toute la grossesse, les époux s'abstiennent des rapports sexuels, car pendant le coït, la matrice se congestionne et subit des troubles profonds qui retentissent sur le système nerveux. L'énergie vitale de la mère doit être réservée pour la formation de l'enfant, et le mari qui comprend ces choses, doit se refuser toute indulgence égoïste à ce moment. Qu'il cherche plutôt à élever et à développer l'intelligence de sa femme, en l'entretenant de sujets utiles et intéressants ; il ne tardera pas à en récolter les bons effets. »

Quand nous considérons que, par la procréation, Dieu nous a conféré le pouvoir de continuer l'œuvre de la création et de supporter la responsabilité d'appeler un nouvel être à l'existence, nous ne pouvons nous empêcher de penser que, dès l'heure même de la conception, la mère est sous l'influence du Très-Haut. Dans l'accomplissement de sa tâche sacrée, elle doit être délivrée de tout ce qui pourrait la souiller, et il doit lui être permis de vivre dans une pureté parfaite. Pour dire le moins, il y a quelque chose de suggestif dans le premier chapitre de l'évangile de Matthieu, concernant les parents de Jésus. Dieu ne voulut pas que Marie fût privée de l'amour et de la sympathie de Joseph, et c'est pourquoi il fut dit à ce dernier quand il pensait à la quitter secrètement : « N'hésite pas à recevoir chez toi, ta femme, Marie, car ce qu'elle a conçu est de l'Esprit-Saint. » « Joseph, à son réveil, agit d'après les ordres de l'ange du Seigneur : il reçut sa femme chez lui, et *il ne la connut point avant qu'elle eût mis au monde un fils*, auquel il donna le nom de Jésus. » Il était nécessaire que la filiation du Messie fût au-dessus de toute question, mais le développement d'un enfant ne peut-il pas réclamer, comme celui du Prince de la Paix, une maternité qui ne soit point troublée ?

Nous ne voudrions pas prendre une attitude extrême à ce sujet, mais nous sommes persuadé que tout ce que nous avons cité dans ce chapitre est digne d'une sérieuse considération de la part de tous les époux qui cherchent, pour eux et pour leurs enfants, le plus grand bien et la plus grande bénédiction.

Il est bon, pour les maris, de savoir qu'en commettant des imprudences dans leurs relations pendant cette période, ils peuvent provoquer un avortement, et être les auteurs, non seulement de la mort de leur enfant, mais de maladies graves pour la jeune femme, maladies qui peuvent, parfois, entraîner la mort.

CHAPITRE XIV

Changements qui précèdent, accompagnent et suivent la grossesse et l'accouchement.

Dès le moment de la conception, pendant le cours de la grossesse, au moment de la naissance et pendant les relevailles, de grands changements s'opèrent, soit dans le fœtus, soit dans le corps de la mère. Ce corps est merveilleusement adapté au développement de l'ovule, de l'embryon, du fœtus, jusqu'au moment où l'enfant fait son entrée dans le monde extérieur pour commencer sa vie indépendante.

Pour mieux comprendre cette adaptation à un but merveilleux, étudions ensemble un des meilleurs produits de l'habileté humaine ; je veux parler de *la montre*. Il a fallu six mille ans pour la produire ; c'est un magnifique travail de mécanique, et cependant, après tout, elle n'est pas un produit complexe comme le corps humain. Si la montre pouvait être construite de telle façon qu'elle huile et renouvelle elle-même ses différentes parties, de manière à ne s'arrêter et ne se briser jamais, ce serait déjà un instrument plus perfectionné. Mais si, aux qualités ci-dessus, elle pouvait ajouter, sans rien changer à son mouvement et à sa forme, la possibilité de produire, de temps en temps, d'autres montres pareilles à elle-même, elle serait vraiment d'une complexité merveilleuse. Eh bien, c'est cette complexité-là que nous trouvons dans toutes les formes de vie végétale ou animale qui nous entourent. Tous les stades de la vie sont intéressants à étudier, mais pour un mari, celui qui a le plus d'importance c'est la période qui précède, accompagne et suit la gestation. Il est nécessaire qu'il acquière des connaissances qui pourront contribuer à son propre bonheur et au bonheur, à la sécurité de la mère et de l'enfant. Ces connaissances purifieront aussi son esprit des pensées grossières qui s'attachent trop souvent à la plus sacrée des relations terrestres.

Il peut déjà s'instruire en observant les plantes qui croissent dans nos jardins ou fleurissent le long des chemins.

Quand, au printemps ou en été, la plante a atteint son parfait développement, elle semble déjà prévoir sa destruction prochaine, aussi se concentre-t-elle dans une lutte ardente pour échapper à l'extermination totale. Sa double nature sexuelle s'éveille, elle oublie le présent et vit pour le futur, non pour elle-même, mais pour les plantes qui naîtront d'elle ; elle sent palpiter en elle le mystère de vie ; l'approche de la mort lui a appris à vivre, à se reproduire des centaines de fois. La fleur s'ouvre, et dans une passion de beauté, parfume l'heure nuptiale d'une odeur suave qui se répand dans l'air, arrêtant ceux qui passent près d'elle. Qui oserait interrompre cet hymen ? Quelle rude main voudrait déjouer ce but saint et élevé ? Le parfum invite les abeilles et d'autres insectes à la fête nuptiale ; il y a pour eux pollen et nectar en abondance. Ils apportent, en cadeau, du pollen fécondant d'autres plantes, ou agitent les encensoirs des anthères qui guettaient l'arrivée de ces hôtes attendus. La corolle, si belle, abrite les participants enchantés ! — La cérémonie est finie, l'heure divine a passé. Les ovules ont senti le tressaillement de la vie ; la beauté se fane, le parfum a disparu, les vêtements de noce sont mis de côté, et désormais les organes reproducteurs de la plante ne vivent plus que pour celles qui en sortiront ; ils vivent dans la certitude de leur participation à la résurrection de vie, de beauté et de parfum qu'amènera un nouveau printemps.

Ce que nous venons de décrire sous une forme allégorique a lieu en réalité. Tout observateur intelligent a constaté la couleur, la beauté et le doux parfum de la fleur, quand le moment approche où le stigmate recevra le pollen qui fertilisera les ovules cachés dans l'ovaire. Quand l'union s'est effectuée, la fleur se fane, ses pétales tombent ; le calice qui soutenait la corolle, subsiste et protège les semences qui se forment, et ses sépales se pencheront vers la terre lorsqu'elles mûriront. Est-ce un signe de tristesse ? Non, pas du tout. C'est la preuve évidente de sa fidélité à protéger le fardeau sacré qui lui a été confié. Auparavant, il soulevait la corolle afin que le soleil puisse contempler le commencement de la vie, tandis que maintenant, pour la protection de son fardeau sacré, il retourne ses sépales pour empêcher la pluie ou autre chose de lui nuire.

Ce qui se passe pour la reproduction de la plante, se passe aussi pour celle de la race humaine. Les changements qui surviennent au moment de la conception et pendant la grossesse sont pleins de merveilleuse beauté et de profond mystère. Les yeux brillants, les lèvres vermeilles, l'éclat des joues, les manières attrayantes, la douceur persuasive, l'attrait subtil et indescriptible, sont des manifestations, dans la vie humaine, de ce qui peut être vu et étudié d'une manière si impressive, dans la vie reproductive des plantes. Ces changements peuvent n'être pas aussi immédiats, ni aussi perceptibles que chez les plantes, ils n'en sont pas moins manifestes pour ceux qui les étudient.

Les oiseaux nous instruisent aussi. Quand la saison de l'accouplement approche, ils revêtent leur plus brillant plumage, entonnent leurs plus doux chants et travaillent d'un commun accord à la construction du nid. Lorsque celui-ci est terminé, que les œufs sont pondus et que la période d'incubation commence, le plumage perd de son lustre, les chants deviennent moins fréquents, et les pa-

rents se préparent à nourrir et à soigner les petits
qui occuperont bientôt le nid. Tout ceci se retrouve
aussi dans la vie humaine. De même que la femelle
tient au chaud et protège sous ses ailes l'œuf où
se développe son petit, la mère du petit enfant se
prépare à préserver et à protéger le nid ou berceau que Dieu a préparé pour lui dans son corps.
Mais son enfant étant une créature d'un ordre supérieur, il nécessite des soins plus grands pour sa
croissance et sa nourriture. Sa nature à elle, qui
tout récemment encore, sollicitait les caresses et les
baisers de son mari, change tout naturellement et
même sans qu'elle s'en doute, afin d'être plus capable de mener à bien la tâche sacrée que Dieu
lui a assignée. L'œil perd quelquefois sa vivacité,
la joue perd son éclat, et son être entier n'a plus
cette douceur persuasive qui la rendait si attrayante.
Mais elle n'est pas moins chère au mari, qui sent
s'éveiller dans son cœur l'amour paternel ; elle
devient, au contraire, pour lui, un objet de plus
grande sollicitude et de vénération. De son côté,
si elle est intelligente et comprend la sainteté et la
beauté du travail qui s'opère dans son sein, et
l'honneur que Dieu lui fait en la faisant co-opéra-
trice de la création d'un nouvel être, elle ne ma-
nifestera pas cet esprit querelleur et maussade qui
caractérise trop souvent les femmes enceintes.

Dieu a voulu que l'homme et la femme s'unissent pour créer un nouvel être, parce que la tâche
aurait été trop lourde pour un seul. Durant la pé-

riode de gestation, l'état de la mère la rend faible et dépendante ; il lui faut un protecteur et un défenseur qui lui aide à supporter les risques et les responsabilités de la maternité, et qui lui fournisse la nourriture et l'abri. Puis, lorsque l'enfant est né, les soins qu'il nécessite, son éducation sont trop importants pour être entrepris par un seul parent. Et si la mère vient à mourir, le père doit être le gardien naturel de son enfant, et pourvoir à tous ses besoins. Cette double parenté donne à l'enfant quatre grands-parents au lieu de deux ; il a ainsi beaucoup de personnes pour l'élever et l'aimer.

De plus, si une infirmité physique, mentale ou morale existe chez la mère, elle pourra être vaincue par un autre courant d'influences venant du père ou des grands-parents. Si le père est vicieux ou peu doué, l'enfant trouvera un défenseur et un protecteur dans sa mère. La vie et le caractère de l'enfant sont si importants qu'il doit avoir double chance d'être bien élevé et bien soigné.

Et cette double relation n'est pas seulement profitable à l'enfant, elle l'est aussi aux parents. Elle moule, façonne et perfectionne, aussi bien le père que la mère. En considérant le but sacré du Créateur, qui oserait attaquer ou même assumer légèrement les responsabilités communes aux deux époux ? « Que l'homme ne sépare pas ce que Dieu a uni. »

Quel homme avisé ou quelle femme intelligente

voudraient appeler à l'existence un être dont les destinées temporelles seraient compromises par la flétrissure que lui infligerait sa naissance, résultat d'une union illicite ? Quel mari ou quelle femme oseraient déshonorer le pouvoir divin de la reproduction ?

Mais revenons aux changements qui se produisent dans le corps de la mère pendant cette période qui présente un si puissant intérêt. Aucune mère n'embrasse son enfant nouveau-né plus tendrement que la matrice ne reçoit l'ovule fécondé. Une place royale est ainsi rapidement préparée pour sa sécurité, sa nourriture et son développement. L'organisme entier de la mère se concentre pour l'accomplissement d'une tâche spéciale — celle de développer la nouvelle vie qu'il renferme. De grands changements se produisent non seulement dans l'ovule, mais dans la matrice elle-même qui doit pouvoir suffire aux besoins variés de l'être qui s'y développe.

Il nous faut l'aide d'un microscope pour découvrir et observer l'objet de notre étude, car si l'œuf de l'oiseau renferme la nourriture nécessaire pour l'embryon, jusqu'à ce qu'il soit assez fort pour briser sa coquille et se nourrir lui-même, l'œuf humain, au contraire, ne contient la nourriture de son embryon que pour une très courte période, après quoi il doit tirer toute nourriture de la mère. L'œuf de l'oiseau est renfermé dans une coquille poreuse par laquelle l'air pur, avec son pouvoir transformateur, peut pénétrer, mais l'œuf humain doit recevoir, par les poumons de la mère, l'oxygène dont il a besoin, et son corps doit lui fournir tout ce qui est nécessaire pour former le sien jusqu'au moment où il naîtra pour commencer sa vie indépendante.

Ce minuscule germe de vie humaine, cet œuf si petit, qu'un millier de ses semblables pourraient tenir sur une pièce de dix centimes, cet atome, qui sous le microscope se révèle en un point d'huile et d'albumine et qui, dans l'espace de quelques mois, doit devenir un organisme humain compliqué et parfait dans toutes ses parties, contient déjà les éléments de l'âme humaine, ceux qui formeront un mécanicien, un fermier, un orateur ou un magistrat. Dans ces tissus qui se forment peuvent déjà se trouver la scrofule ou la tuberculose, les caractéristiques qui détermineront si le nouvel être sera tempérant ou intempérant, chaste ou impur. La nature morale reçoit déjà l'impulsion qui la poussera au bien ou au mal. L'histoire du petit être est esquissée dans le passé du père et de la mère. Ce qu'ils ont été physiquement et moralement, l'enfant le deviendra probablement. Il est aussi soumis aux modifications que la pensée et la vie de sa mère pourront lui faire subir pendant la grossesse.

Dès que l'œuf fécondé est arrivé dans la matrice, il va se nicher dans un des plis de la muqueuse, à la partie centrale supérieure du dôme de la matrice. La muqueuse se gonfle et pousse tout autour de lui des prolongements qui ne tardent pas à l'envelopper tout entier. La partie de cette muqueuse qui reste attachée aux parois de la matrice se nomme la caduque vraie ; l'autre partie, qui enveloppe l'œuf, se nomme la caduque réflexe. On les nomme ainsi parce qu'elles ne sont pas permanentes — c'est le sens du mot caduque. — La caduque réflexe est expulsée au moment de l'accouchement, et la caduque vraie, qui reste attachée aux parois de la matrice, reprend bientôt sa condition normale.

L'œuf qui, pendant cette période, a passablement grossi, commence à se couvrir de filaments très fins appelés *villosités*, qui s'implantent dans la muqueuse utérine et y puisent directement la nourriture nécessaire à son accroissement. A mesure que le point d'attache du sac qui renferme l'œuf adhère plus fermement aux parois de la matrice, ces filaments disparaissent, sauf du côté supérieur en contact avec la matrice. Ils deviennent au contraire plus prononcés à cet endroit, et au troisième mois, le lien permanent connu sous le nom de *placenta* commence à se former. La placenta est un organe arrondi ou ovale, quelquefois à contours irréguliers ; il est mou, spongieux et gorgé de sang ; il pèse 500 gr. environ, mesure de 15 à 20 centimètres de diamètre et 3 à 4 centimètres d'épaisseur. Il a deux faces, l'une adhère aux parois de la matrice, l'autre à l'embryon par

le *cordon ombilical*. Il est le moyen de communi-
cation entre la vie de la mère et celle de l'enfant ;
c'est par lui que l'embryon reçoit, à travers le cordon ombilical, l'oxygène et tous les éléments nécessaires à sa croissance. Son usage se termine à la
naissance ; à ce moment le placenta, le cordon
ombilical et les membranes qui forment ce qu'on
appelle *l'arrière-faix* sont expulsés.

CHAPITRE XV

Changements qui précèdent, accompagnent et suivent la grossesse et l'accouchement *(suite)*.

Considérons maintenant les changements qui s'opèrent, non plus à l'extérieur de l'œuf, dans la matrice, mais dans l'œuf lui-même.

Observez un œuf de poule : quand vous l'ouvrez, vous remarquez que le jaune est recouvert d'une très fine membrane, qui l'entoure et le sépare des autres parties, tout en lui conservant sa forme arrondie. Quoique délicate, cette membrane est suffisamment épaisse et forte pour remplir son but. L'œuf humain renferme aussi un *vitellus*, correspondant au jaune d'œuf, recouvert d'une membrane nommée *vitelline*. Quand l'ovule a été fécondé, le vitellus subit ce que l'on nomme le *fractionnement vitellaire*, c'est-à-dire qu'il se divise d'abord en deux sphères distinctes, qui se divisent ensuite elles-mêmes en 4, puis en 8, en 16, et ainsi de suite, d'où il résulte une masse granulaire, finement divisée.

Tandis que ce fractionnement s'opère, les sphères fractionnées s'arrangent, en ordre, contre la surface interne de la vitelline, en laissant **entre** elles des espaces microscopiques remplis d'un liquide transparent. Tout en se groupant contre la surface interne de la vitelline, elles se sont développées en vraies cellules animales. Les côtés de ces cellules qui se trouvent en contact forment une membrane continue qu'on nomme la *membrane blastodermique.*

Cette membrane formée au-dedans du sac qui contenait le vitellus, se sépare en deux couches distinctes connues sous les noms de membrane blastodermique extérieure ou *épiblaste*, et membrane blastodermique intérieure ou *hypoblaste*. A ce stage de développement, l'œuf a l'apparence d'un petit sac rond dont les parois sont formées de trois feuillets superposés en contact les uns avec les autres. Ces trois feuillets contiennent les éléments anatomiques qui serviront à la formation de l'être. Du feuillet supérieur se développent la peau extérieure, les organes des sens et le système nerveux central ; du feuillet moyen, le squelette, les muscles et les organes génitaux; et du feuillet inférieur, le canal intestinal avec ses dépendances.

Pour ne pas compliquer le sujet et le rendre inintelligible à nos lecteurs, nous dirons simplement qu'au bout d'une période assez courte, l'embryon qui s'est formé principalement des feuillets de la membrane blastodermique et qui est attaché aux parois de la matrice par le placenta et le cordon ombilical, se trouve alors entouré de plusieurs membranes. La membrane extérieure est la couche muqueuse interne de la matrice que nous avons déjà décrite sous le nom de caduque vraie ; on la nomme aussi *décidue*. La seconde enveloppe est la caduque réflexe qui enveloppe complètement l'œuf. La troisième est le *chorion*, membrane située à l'intérieur de la caduque réflexe ; en dedans du chorion, ou trouve encore *l'amnios*, membrane mince, transparente qui ne paraît former avec le chorion qu'une seule membrane et qui renferme le *liquide amniotique* qu'on nomme vulgairement : *les eaux*. Ce liquide protège le fœtus contre toute pression extérieure et empêche sa déformation. Il lui assure aussi une plus grande liberté de mouvements et protège la matrice et ses annexes de tout mal que pourrait leur faire le fœtus en s'agitant.

Le fœtus flotte dans ce liquide pendant toute la grossesse ; quand vient le moment de la naissance, le sac qui le contient se perce, et l'eau, en s'écoulant, lubréfie le vagin et facilite l'expulsion de l'enfant. Si les eaux s'écoulent avant la naissance, on a ce qu'on nomme des *couches sèches*, qui sont plus pénibles.

Comme nous l'avons déjà mentionné, pendant les premières semaines de sa croissance l'embryon se nourrit de vitellus, mais bientôt la surface lisse de l'œuf se couvre de villosités qui s'implantent dans la muqueuse utérine et y puisent directement la nourriture nécessaire à l'accroissement de l'embryon. Nous avons vu aussi que, dès le troisième mois, une partie de ces villosités disparaissent, tandis qu'à un certain point elles s'épaisissent et servent à la formation du placenta. Cet organe a deux faces : l'une, interne, que l'on nomme *placenta fœtal* est lisse, recouverte par l'amnios, l'autre, externe, le *placenta maternel*, adhère à la matrice. Les nombreux vaisseaux du placenta se réunissent comme les racines d'un arbre en un tronc commun composé de trois vaisseaux pour former le *cordon ombilical* à travers lequel circule le courant de vie ; et quoique la circulation du fœtus soit indépendante de celle de la mère, il s'opère entre elle et lui des échanges qui ne seront interrompus qu'à la naissance, lorsque ce cordon sera coupé.

Notons maintenant les transformations rapides qui s'opèrent dans l'œuf dès la fécondation jusqu'à la naissance. L'exposé suivant tiré des *Conversations franches sur des sujets ordinairement évités* du Dr Henri N. Guernsey, présente les faits d'une manière intéressante et compréhensible :

« Le premier indice de formation qu'il soit possible de découvrir, même à l'aide du microscope, consiste en une *nacelle* allongée et ovoïde, obtuse à l'une des extrémités, renflée au milieu et en forme de pointe émoussée à l'autre extrémité. L'embryon rudimentaire est légèrement courbé en avant, d'une couleur blanc-grisâtre, d'une consistance gélatineuse; il a atteint une longueur de 2 à 4 lignes. Une légère dépression représentant le cou, nous permet de distinguer la tête ; le corps est marqué par une partie renflée, mais il n'y a aucune trace des extrémités. Ceci s'observe à la fin de la troisième semaine après la conception.

» Dès la *cinquième semaine*, l'embryon se distingue mieux. La tête est très grosse, en proportion du reste du corps, les yeux sont représentés par deux taches noires, et les extrémités supérieures, par deux petites protubérances sur les côtés du tronc. Il mesure, à ce moment, un centimètre et demi. Les extrémités inférieures commencent à apparaître sous la forme de minuscules tubercules arrondis. Jusqu'alors on pouvait observer une artère battant avec la régularité d'un pouls ; maintenant cette artère paraît se dédoubler et prendre la forme d'un cœur d'adulte quoiqu'il n'y ait encore qu'un ventricule et qu'une oreillette. Les poumons apparaissent en cinq ou six lobes différents et l'on peut à peine distinguer les tubes bronchiaux. Les oreilles et le visage sont distinctement tracés, et peu après, le nez se laisse aussi imparfaitement percevoir.

» Dès la *septième semaine* la formation d'un petit os dans la mâchoire inférieure est visible, les reins se forment et peu après les organes génitaux. L'embryon mesure environ dix centimètres et demi.

» **A** *deux mois*, les rudiments des extrémités s'accentuent. L'avant-bras et la main se distinguent mais on ne peut percevoir le bras au-dessus du coude ; la main est plus grande que l'avant-bras mais n'a pas de doigts. Le sexe ne peut être déterminé. L'embryon mesure 4 centimètres et pèse 4 grammes. On peut discerner les yeux, mais ils sont encore imparfaitement recouverts de paupières rudimentaires. Le nez forme une éminence obtuse, les narines sont rondes et séparées ; la bouche est béante, et l'épiderme se distingue de la peau.

» A *dix semaines*, l'embryon mesure de 5 à 7 centimètres ; les paupières sont plus développées et descendent à front des yeux ; la bouche commence à se former par le développement des lèvres. Les parois de la poitrine sont mieux formées et l'on ne peut plus voir les mouvements du cœur. Les doigts deviennent distincts, et les orteils apparaissent sous forme de petites protubérances; ils sont soudés ensemble comme dans les pattes de grenouilles. C'est à ce moment que les organes sexuels se développent de la façon suivante : de chaque côté de la localité urinaire un pli oblong devient discernable ; lorsque, dans le cours du développement, ces plis restent séparés, un petit tubercule se forme dans la commissure antérieure et devient le clitoris ; les nymphes se développent, l'urêtre se forme entre elles, et le sexe féminin est déterminé. Lorsque, au contraire, les plis s'unissent en protubérance arrondie, le scrotum est formé, le petit tubercule devient le pénis, et le sexe masculin s'accuse. Les testicules se forment d'abord dans le corps, et descendent plus tard dans les sacs. Des organes similaires se forment dans le sexe féminin et se nomment les ovaires. Ces ovaires sont attachés à la matrice, et la matrice elle-même est unie au vagin qui s'ouvre entre les grandes lèvres.

» A la fin du *troisième mois*, l'embryon mesure 9 cm. et pèse 30 grammes, les globes des yeux se voient sous les paupières, et les pupilles sont discernables ; le front, le nez et les lèvres se distinguent parfaitement. Les ongles ressemblent à de minces plaques membraneuses, la peau est plus ferme, mais toujours rosée, mince et transparente. Le sexe n'est pas encore parfaitement reconnaissable.

» A la fin du *quatrième mois* le produit de la conception n'est plus appelé embryon, mais fœtus. Le corps mesure 16 cm. et pèse 120 gr. Quelques poils blancs se voient sur le crâne. Le développement du visage est encore imparfait. Les yeux sont clos par les paupières ; les narines sont bien formées et la bouche est fermée par les lèvres. La langue peut être aperçue au fond de la bouche et la partie inférieure de la face s'arrondit, pour former plus tard le menton. Le sexe est plus marqué. Les mouvements du fœtus commencent à être ressentis par la mère.

» A la fin du *cinquième mois*, le corps du fœtus mesure 25 cm. et pèse 300 gr. La peau a une meilleure apparence et plus de consistance ; les yeux ne peuvent plus être distingués à travers les paupières, celles-ci s'étant épaissies. La tête, le cœur et les reins sont bien développés.

» A la fin du *sixième mois*, le fœtus a atteint une longueur de 30 cm. et pèse 750 gr. Les cheveux sont plus épais et plus longs, les yeux restent clos, et des poils très fins s'observent au bord des paupières et à la place des sourcils. Les ongles sont solides, le scrotum est petit et vide ; la surface de la peau est ridée, mais le derme peut être distingué de l'épiderme. Le foie est gros et rouge, et la vésicule biliaire contient du liquide.

» A la fin du *septième mois*, la longueur du fœtus est de 35 cm., il pèse 1500 gr.; il est bien formé et bien proportionné dans toutes ses parties. Les os du crâne, jusqu'ici tout à fait plats, se bombent et l'ossification se poursuit jusqu'à ce que la voûte soit bien formée. Le cerveau présente une plus grande fermeté, et les paupières sont ouvertes. La peau est plus ferme et rouge. La vésicule biliaire contient de la bile.

» A la fin du *huitième mois*, le fœtus semble croître en grosseur plutôt qu'en longueur car il mesure 40 cm. et pèse 2000 gr. La peau est rouge, et caractérisée, à cette période, par un fin duvet sur lequel est répandue une matière visqueuse épaisse, *l'enduit sébacé* ; il s'est formé dès la fin du cinquième mois. La mâchoire inférieure est maintenant aussi longue que la supérieure et, chez le garçon, le testicule gauche est descendu dans le scrotum. Des circonvolutions apparaissent dans la structure cervicale.

» Au *neuvième mois*, le moment de la naissance est arrivé, Le fœtus mesure 45 à 50 cm. et pèse 2500 **gr.** en moyenne. Il naît parfois des enfants pesant jusqu'à 7 kilos, mais ces cas sont très **rares**. A cette époque, la matière grise et la matière blanche du cerveau sont distinctes, et les circonvolutions bien marquées ; les ongles sont consistants comme la corne ; les cheveux sont plus ou moins abondants sur la tête ; les testicules sont dans le scrotum, et les parties génitales externes des deux sexes sont bien formées.

» Combien merveilleuse et instructive est la disposition de tous les organes dans le corps ! A la partie supérieure se trouve le cerveau qui doit gouverner le corps. C'est le premier organe formé. Rapprochés en importance sont le cœur et les poumons qui mettent en mouvement toutes les autres parties du corps. Ainsi chaque organe se développe à son moment et à sa place, tous subordonnés au premier et plus important — le cerveau, le siège de la raison et de la volonté. Heureux, chez les deux sexes, ceux qui se gouvernent eux-mêmes avec une raison saine et éclairée et une volonté ferme et droite ! »

Pour l'observateur attentif, il y a, à la base de tous ces changements, une vie cachée, un développement divin du corps humain qui est mystérieux et inspire le respect. Quoique nous sachions quelque chose de la manière dont ces transformations s'opèrent, la parole de l'Ecclésiaste demeure vraie : « Comme tu ne sais pas quel est le chemin du vent.

ni comment se forment les os dans le ventre de la femme enceinte, tu ne connais pas non plus l'œuvre de Dieu qui fait tout. » Tous ceux qui étudient ce mystère de la vie peuvent s'écrier avec David :

C'est toi qui as formé mes reins,
  Qui m'as tissé dans le sein de ma mère.
Je te loue de ce que je suis une créature si merveilleuse.
  Tes œuvres sont admirables,
    Et mon âme le reconnaît bien.
Mon corps n'était point caché devant toi,
  Lorsque j'ai été fait dans un lieu secret,
    Tissé dans les profondeurs de la terre.
Quand je n'étais qu'une masse informe, tes yeux me voyaient;
    Et sur ton livre étaient tous inscrits
  Les jours qui m'étaient destinés,
    Avant qu'aucun d'eux existât.

Considérons maintenant la mère qui a nourri, et va mettre au monde un être appelé à l'immortalité. Plusieurs jours avant l'événement, il se produit un affaissement de la matrice qui préparera la distension du vagin par lequel s'opèrera la sortie de l'enfant. L'estomac et les poumons ne sont plus comprimés, la mère se sent plus à son aise, respire plus facilement et se meut avec moins de peine. A mesure que le jour de la délivrance approche, les parties génitales externes accusent les changements qui se produisent dans le vagin et les préparatifs que fait la nature pour l'arrivée du bébé.

L'organisme entier de la mère se prépare au grand événement. Une forte quantité de sang est envoyée aux seins, qui se développent; la sécrétion du lait s'établit.

Un des premiers symptômes de l'approche de la naissance du bébé est la perte de petits morceaux de mucus qui jusqu'alors ont servi à fermer hermétiquement le col de la matrice, afin d'empêcher l'intrusion de toute matière étrangère ; leur office est maintenant terminé, le col de la matrice s'entr'ouvre, et ces mucosités sortent, accompagnées quelquefois d'un peu de sang. Pendant que le col, le vagin et les parties externes s'élargissent, la matrice elle-même, commence à se contracter, pour faciliter l'expulsion de l'enfant. Des douleurs surviennent à intervalles réguliers, parfois toutes les heures, ou toutes les demi-heures, ou à des intervalles plus courts encore. Ces contractions des muscles abdominaux sont bientôt suivies des vraies douleurs, qui se ressentent dans le dos et dans les reins et se suivent à de plus courts intervalles. La contraction atteint, pendant la douleur, un certain degré d'intensité qui diminue ensuite graduellement. Ordinairement, quand les vraies douleurs du travail de l'enfantement commencent, le liquide contenu dans le sac amniotique sort, en perçant ce sac, par le vagin ; il lubréfie toutes les parties génitales et les prépare à la sortie de l'enfant. Quand celui-ci se présente normalement, c'est la tête qui sort la première. Le travail de l'accouchement dure généralement quelques heures ; dans des cas exceptionnels, il peut durer un jour au plus.

Les dangers que beaucoup de personnes redoutent, au moment de la naissance d'un enfant, ne se présentent pas souvent. Lorsque la mère est en bonne santé et qu'elle a soigneusement observé les règles de l'hygiène, il y a peu de danger, quoiqu'il y ait beaucoup de souffrance. Les médecins spécialistes, qui accouchent des centaines de femmes, affirment qu'ils n'en perdent que très rarement et dans des cas exceptionnels.

Après la sortie de l'arrière-faix, une merveilleuse révolution s'opère dans le corps de la mère. Les tissus musculaires de la matrice, du vagin et des parties génitales externes se contractent immédiatement, et tout le corps s'adapte aux nouvelles relations qu'elle va avoir avec son enfant. Le sang, qui nourrissait le fœtus, prend un autre cours, et les organes qui doivent maintenant fournir la nourriture à l'enfant commencent à fonctionner.

Aussitôt après la naissance, il s'opère aussi des transformations dans le corps du bébé. Son cœur commence son travail de circulation tout à fait indépendante ; l'air entre pour la première fois dans ses poumons et lui fait pousser des cris. Pendant sa vie fœtale, ses poumons n'ont reçu que la quantité de sang nécessaire à leur développement, mais à la première inspiration, ils se gonflent et reçoivent le sang, qui leur parvient du côté droit du cœur. Alors s'opère l'ouverture de quelques passages et la fermeture d'autres conduits. Les différentes veines, les artères et les canaux, qui ont jusqu'ici servi à recevoir le sang du placenta et à lui rendre les matériaux usés, entrent dans une nouvelle relation avec le corps du nouveau-né, rendu indépendant par la section du cordon ombilical. Quelques canaux ou artères se ferment hermétiquement, ou dégénèrent parfois en cordons imperméables qui auront de nouveaux et importants offices à remplir; d'autres sont transformés en vrais ligaments, tandis que d'autres encore restent perméables. Ainsi, lorsque le but pour lequel certains organes ont été constitués est atteint, ils disparaissent ou se transforment pour servir à d'autres usages, après la naissance.

Ne sommes-nous pas vraiment « des créatures merveilleuses ? » L'Auteur de toutes choses a laissé l'empreinte de sa sagesse sur toutes ses œuvres. Soit que nous prenions le microscope pour étudier les premiers commencements et les mystérieux développements de la vie humaine, soit que nous étudiions le brin d'herbe qui pousse à nos pieds ou les étoiles qui brillent au-dessus de nos têtes, nous retrouvons cette sagesse merveilleuse :

« Le jour en instruit un autre jour.
La nuit en donne connaissance à une autre nuit.

Il importe peu que nous écoutions les leçons que nous donnent la fleur, l'histoire d'un atome ou le chant des sphères :

Ce n'est pas un langage, ce ne sont point des paroles
    Dont le son ne soit point entendu.
Leur retentissement parcourt toute la terre,
    Leurs accents vont aux extrémités du monde.

CHAPITRE XVI

Naissance du bébé ; soins à lui donner.

Au bout de 280 jours, ce qui, dans l'état habituel, suppose dix périodes menstruelles, le temps de la grossesse est achevé, et la délivrance de la mère a lieu. Il ne faut avoir aucune appréhension pour ce moment — nous le répétons — si les lois de l'hygiène ont été bien observées. A la naissance du premier enfant, le travail est parfois plus long et plus douloureux, mais les douleurs qui suivent l'accouchement sont alors nulles ou très légères. A chaque nouvelle naissance, les douleurs de l'accouchement diminuent généralement, mais celles qui le suivent augmentent en proportion.

Quand tout se passe normalement, une sage-femme peut parfaitement donner tous les soins nécessaires, à la mère et à l'enfant. Mais il est toujours prudent de s'entendre avec un docteur expérimenté, afin qu'il puisse venir rapidement, si sa présence est nécessaire. Cela est particulièrement important quand il s'agit du premier enfant.

Si le travail se fait très vite et que l'accouchement ait lieu avant l'arrivée du médecin, la sage-femme ou la garde aura soin de s'assurer que le cordon ombilical n'est pas enroulé autour du cou de l'enfant, puis elle placera le bébé chaudement couvert dans une position qui facilite sa respiration.

Quand les pulsations dans le cordon auront cessé et que l'enfant aura crié vigoureusement, elle pourra couper le cordon, après l'avoir solidement lié. La Doctoresse Alice B. Stockham, dans sa *Tocologie*, fait les constatations suivantes : « Ordinairement, au moment où l'enfant fait son entrée dans ce monde, il crie très fort, indiquant ainsi que la respiration s'établit. Cependant ce cri n'est pas indispensable comme quelques auteurs l'affirment ; il est quelquefois empêché par le prompt enveloppement de l'enfant. Si celui-ci ne respire pas immédiatement, un petit claquement sec sur la poitrine et sur les cuisses établit la respiration. Si cela ne suffit pas, il faut l'asperger d'eau froide sur la figure et sur la poitrine. Et si cela ne réussit encore pas, il faut pratiquer la respiration artificielle ainsi : fermer les narines avec deux doigts, souffler dans la bouche et faire expirer l'air qui est dans les poumons par une douce pression sur la poitrine. Continuer aussi longtemps qu'il reste un espoir de vie.

» *Il faut couper le cordon quand les pulsations ont entièrement cessé ;* se servir d'une paire de ciseaux arrondis au bout et couper à 5 cm. du nombril de l'enfant, après avoir lié le cordon pour prévenir une hémorrhagie. »

Il est bon pour le mari d'être instruit de toutes ces choses ; mais s'il fait accoucher sa femme par le médecin, il devra se conformer à ses directions et à ses instructions.

Il semble naturel que le mari désire assister à l'accouchement. S'il comprend la nature des souffrances que sa compagne va traverser, sa sympathie pourra lui être d'un grand secours, et s'il est doué des qualités qui font les bons gardes-malades, il pourra aider le docteur. Mais s'il est nerveux, s'il exerce une influence déprimante sur sa femme, son absence sera plus profitable que sa présence. Lorsqu'un mari se trouve, par nécessité ou autrement, seul au moment de la délivrance, il ne devra pas s'épouvanter, mais bien plutôt s'attendre à ce que tout se passera normalement. Quand la tête sortira, il devra veiller à ce que le cordon ne soit pas enroulé autour du cou de l'enfant. Si le cas se présentait, il devrait tirer doucement le cordon pour le faire passer au-dessus de la tête de l'enfant autrement celui-ci mourrait parce que le cordon étant comprimé, il ne recevrait plus tout ce qui est nécessaire à sa vie. Dans un cas *extrême*, le cordon devrait être lié à deux endroits séparés par un espace de dix centimètres, et coupé au milieu de cet espace. Mais il vaut mieux que ceci ne soit fait que par une personne expérimentée.

Quand l'enfant est né, il faut veiller à la sortie de l'arrière-faix qui se produit généralement au bout de vingt minutes ou d'une demi-heure, parfois plus longtemps encore après l'accouchement. En attendant, la mère devra être chaudement couverte ; si elle réclamait à boire, il ne faudrait pas lui donner de boisson trop chaude ou trop froide. L'arrière-faix devra être conservé jusqu'à ce que le docteur l'ait examiné, afin de constater qu'il est complet, car s'il en restait quoi que ce soit dans le corps, cela amènerait des complications graves.

Ensuite, il faut baigner l'enfant et prendre soin de la mère. L'accouchée devra être laissée en repos pendant un moment. En la lavant ou en la changeant de lit, il faudra prendre de minutieuses précautions, afin qu'elle ne se refroidisse pas. Son organisme éprouve à ce moment une grande révolution, et un refroidissement pourrait avoir de graves conséquences. La fièvre, les abcès au sein, les douleurs, les maux, qui accompagnent, ou suivent parfois les relevailles, sont souvent dus à un manque de précautions à ce moment.

Le mari soucieux de la santé de sa femme la protégera contre les visites, même celles d'amis, pendant plusieurs jours, car elle a besoin d'un repos absolu. S'il n'a pas assez de fermeté pour renvoyer les visites, qu'il prie le docteur de les interdire.

Lorsque la mère ne peut nourrir et qu'on doit avoir recours à une nourrice, il faut s'adresser au docteur, qui peut aider à en trouver une présentant les garanties nécessaires. Ce choix est important, en effet ; il faut que son sang soit pur et sa réputation intacte, car en embrassant le bébé ou en le soignant, elle pourrait lui communiquer le germe de maladies vénériennes ou autres.

Les autorités médicales affirment qu'il faut au moins six semaines après l'accouchement pour que la matrice reprenne sa grosseur et sa position naturelles. Un éminent docteur, écrivant dans le *Journal médical* de New- York disait : « J'ai minutieusement observé un grand nombre de femmes, et j'ai constaté que le nettoyage parfait de la matrice d'une femme qui ne nourrit pas son enfant n'est pas accompli avant le troisième mois. »

Il est donc permis d'affirmer que les parents ne commettent pas une erreur en observant les ordonnances du Lévitique à cet égard.

Soit après un accouchement normal, soit après une fausse-couche, les rapports conjugaux doivent être complètement abandonnés pour un temps. Les recommandations de l'économie mosaïque sont très explicites sur ce point. Dans le douzième chapitre du Lévitique, il est dit qu'après la naissance d'un garçon, il devra s'écouler au moins quarante jours et après la naissance d'une fille, au moins quatre vingts jours avant la reprise de la vie commune. Cette différence de temps à observer entre la naissance d'une fille et celle d'un garçon n'a pas été clairement élucidée, ni par les théologiens, ni par les docteurs ; nous supposons cependant qu'il doit y avoir une raison valable.

Aucun mari aimant et dévoué ne voudra imposer à sa femme des rapports qui risqueraient de lui être désagréables ou de lui amener des infirmités physiques qui pourraient devenir permanentes.

Un journal médical contenait récemment le récit, fait par un docteur, d'un incident observé par lui chez une femme dont il avait fait les cinq accouchements. Le docteur remarquait chaque fois, que le septième ou huitième jour la température de la malade augmentait et indiquait une perturbation physique. Au dernier accouchement, le docteur résolut d'en découvrir la raison, et, en questionnant la malade, il apprit que le mari coupable était la cause de ces anomalies. Une semblable conduite est honteuse au plus haut point ; des rapports conjugaux pendant la convalescence pouvant amener des désordres graves et même entraîner la mort.

Il est presque impossible de croire qu'un mari soit aussi brutal, mais un docteur de Philadelphie nous a raconté qu'un avocat de ses amis, avait plaidé pour une femme qui demandait son divorce après deux ans de mariage, parce que son mari avait exigé, trois jours après l'accouchement, que la garde-malade sortît de la chambre pour qu'il pût satisfaire sa passion.

Après que le bébé a été baigné, habillé et s'est reposé pendant quelques heures, il faut penser à l'alimenter. La nourriture que la nature lui a préparée est celle qui lui convient le mieux ; il la

trouve dans le sein maternel, dont la première sécrétion se nomme le *colostrum* et sert à purger
l'enfant du *méconium* qui remplit ses intestins à sa
naissance. Quand l'enfant ne peut pas être **nourri**
par sa mère, il faut lui donner très peu de nourriture jusqu'au troisième jour.

Si les résultats de l'allaitement artificiel étaient
mieux connus, les mères chercheraient à l'éviter
le plus possible. Celles qui l'adoptent, afin de ne
pas être retenues loin de leurs devoirs de société,
ou afin de ne pas se priver des rapports conjugaux, ont grand tort. La santé de la mère, comme
celle de l'enfant, dépend de l'accomplissement des
devoirs inséparables de la maternité.

Dans les grandes villes, on rencontre des femmes dissolues, qui se séparent de leurs enfants et
se louent comme nourrices. Elles réussissent parfois, par leurs mensonges, à s'introduire dans de
bonnes familles et transmettent au bébé qu'elles
soignent et nourrissent les résultats inévitables de
leurs vices, les germes de la blennorragie ou de la
syphilis. L'innocent bébé, privé de la nourriture
maternelle, est soumis ainsi par ses parents insouciants à la nécessité de tirer sa **subsistance de**
sources empoisonnées, transmettant la corruption,
la maladie et la mort.

C'est une des raisons pour lesquelles les enfants
de la classe riche sont généralement moins forts
physiquement, intellectuellement et moralement que
ceux de la **bourgeoisie** ou **du peuple.**

La paternité aussi bien que la maternité a ses devoirs et ses plaisirs. Ce n'est pas seulement le devoir du père de prendre soin de ses enfants, c'est aussi son plaisir. Certains maris parlent du « bébé » comme s'il appartenait seulement à la mère et non à eux ; ils s'en occupent aussi peu que s'il s'agissait d'un enfant sorti d'un hospice d'enfants trouvés et adopté par leur femme.

Une des plus jolies scènes de famille est représentée par un tableau d'Ingres, qui orne une de nos galeries d'Europe ; on voit le roi de France, Henri IV, à quatre pattes sur le plancher de la chambre des enfants et jouant au cheval avec son royal bébé.

Quelques hommes semblent honteux de porter leur enfant dans leurs bras, ou de pousser sa voiture, quand ils sortent avec leur femme. Vous avez sans doute remarqué un de ces pères, forts et grands en stature, mais faibles de caractère, marchant à côté d'une femme nerveuse, délicate, fatiguée, parce qu'elle doit porter un gros enfant, qui appartient cependant à lui autant qu'à elle. Avant leur mariage, ce même homme ne lui aurait pas permis de porter son parasol, mais maintenant, il lui laisse, par faux orgueil et insouciance, la charge d'un enfant pesant cinq à six kilos.

Nous avons connu un pasteur qui vivait dans une ville, près d'un petit parc où il avait coutume d'aller se reposer à l'ombre en lisant. Quand un bébé vint réjouir son *home*, il trouva son plaisir à s'occuper de lui et à le promener dans le parc, ou à garder sa voiture à côté de lui pendant qu'il lisait. Un de ses paroissiens trouvant inconvenant qu'il s'occupât ainsi de son enfant lui en fit la remarque ; mais le père ressentit vivement ce qu'il considérait comme une insulte, non seulement pour lui-même, mais pour tous les pères qui aiment à s'occuper de leurs enfants ; il déclara que son bébé était à lui et qu'il agirait comme bon lui semblerait.

La présence d'un petit enfant est une bénédiction pour tout foyer, pour le père comme pour la mère. Il y a, hélas ! de mauvais parents, mais tout mari aimant reconnaîtra les privilèges et les obligations que lui confèrent la paternité. Ce que son *home* est, et ce que ses enfants seront, dépend tout autant, si ce n'est plus, de ce qu'il est et de ce qu'il fait, que de la chère compagne dont le temps, les aptitudes et les forces sont constamment mises à réquisition, à chaque heure de la journée.

TROISIÈME PARTIE

Ce qu'il doit savoir concernant ses enfants.

CHAPITRE XVII

L'hérédité.

Dans la troisième et dernière partie de cet ouvrage, nous désirons instruire l'homme marié de ce qui concerne sa progéniture. Pour que ses enfants puissent bénéficier de sa sagesse, il faut qu'il acquière les connaissances nécessaires avant leur naissance.

Ce qui nous reste à dire dans ces derniers chapitres a déjà été exprimé dans les pages qui précèdent. La loi de l'hérédité occupe une place importante, non seulement dans ce volume, mais aussi dans ceux qui l'ont précédé. Bien qu'on ne puisse accorder une trop grande place à l'hérédité, il faut cependant admettre que le premier facteur qui déterminera les qualités physiques, intellectuelles et morales de l'enfant, est à l'œuvre pendant la période qui s'écoule entre la conception et la naissance. Les influences potentielles, qui moulent et façonnent l'enfant pendant cette période, peuvent se comparer au travail de l'artiste, qui moule et façonne dans l'argile des modèles qui seront ensuite reproduits en bronze. Quoique le succès de l'œuvre puisse dépendre, en partie, de la qualité de l'argile employée, il est cependant certain que, même avec les meilleurs matériaux, un artiste peu expérimenté produira un modèle inférieur.

On demandait un jour à un pédagogue capable, quand il fallait commencer l'éducation de l'enfant : « Vingt ans avant sa naissance, » fut sa réponse. Henry Ward Beecher, le célèbre prédicateur, dit une fois que, puisque tant de choses dépendent de l'hérédité, on devrait attacher beaucoup d'importance au choix de ses grands-parents ; il y a un grand fonds de vérité dans ce paradoxe. Une jeune femme ne peut être trop prudente en choisissant le père de ses enfants, et un jeune homme ne sera jamais trop avisé dans le choix de la femme qui deviendra la mère de ses enfants.

En parlant de l'hérédité et des influences qui s'exercent avant la naissance, il faut rappeler les trois facteurs indispensables que nous avons déjà mentionnés — la préparation antérieure à la conception — la condition physique et mentale des époux au moment de l'acte conjugal — l'environnement et l'état, tant physique que mental, de la mère pendant la gestation.

L'influence de l'hérédité est si grande que les éleveurs de chevaux affirment qu'un cheval de course ne peut posséder les qualités essentielles qui lui permettront de remporter le prix, s'il ne descend d'une race de chevaux dressés pour la course depuis plusieurs générations. Occasionnellement, un cheval de race ordinaire peut montrer une rapidité étonnante pour une course de peu de durée, mais il ne possède pas l'endurance nécessaire pour une course longue et difficile. A l'hérédité, les éleveurs doivent encore ajouter un entraînement continuel accompagné de soins minutieux. S'ils se relâchent pendant quelque temps, le cheval dégénère et retombe au niveau d'un cheval ordinaire.

Il est généralement admis par les docteurs et par ceux qui ont étudié ce sujet, que l'état d'esprit et l'humeur des parents, au moment de la conception, déterminent en premier rang le tempérament et les dispositions de l'enfant.

Il est également vrai que le caractère et la condition mentale de la mère, ainsi que son environnement pendant sa grossesse, exercent une grande influence sur la santé, les dispositions et le caractère de l'enfant. Bien que les connaissances que nous aimerions posséder sur ces influences antérieures à la naissance soient enveloppées de mystère et demeurent le secret du Créateur, nous savons cependant que la tranquillité d'esprit, l'égalité d'humeur, la pureté de la vie, les tendres affections et les nobles aspirations exercent une heureuse influence sur le fœtus. Si une forte excitation mentale, la colère, l'émotion ou la fatigue peuvent affecter le lait de la mère de telle façon que son nourrisson éprouve immédiatement des troubles dans sa santé, il nous est facile de comprendre comment l'enfant, dans les mois qui précèdent sa naissance, alors qu'il est bien plus dépendant et en connexion plus étroite avec sa mère, peut recevoir d'elle des influences qui l'affectent encore plus profondément.

Les savants n'ont pas encore pu déterminer la force et la mesure de ces influences, cependant quelques lumières sur la manière dont la condition mentale de la mère peut influer sur l'enfant, nous sont données par les expériences si intéressantes faites par le professeur Elmer Gates dans son laboratoire de Chevy Chase à Washington. Le professeur Gates a démontré que l'haleine peut être affectée par l'état mental de la personne, et qu'en analysant la vapeur laissée sur un miroir contre lequel elle a respiré, il peut déterminer la condition mentale de cette personne à ce moment-là. La colère, la vengeance, la jalousie, la joie, la douleur, le plaisir, et toutes les émotions, modifient l'haleine aussi sûrement que la machine du télégraphe enregistre les messages qui lui sont transmis. Le professeur Gates est parvenu à déchiffrer ces différents états d'esprit révélés par l'haleine.

Non seulement l'haleine, mais les exhalaisons du corps dépendent aussi de la mentalité de la personne. Il est prouvé que l'odeur qui règne dans un asile d'aliénés diffère de celle de toute autre institution. Les soins les plus méticuleux de propreté, les fumigations mêmes, ne peuvent débarrasser les salles et les chambres de cette odeur subtile, particulière aux exhalaisons corporelles de ceux qui sont atteints d'aliénation mentale.

Les bâtiments où habitent les forçats ont aussi leur odeur distinctive. Dès le jour où ces bâtiments sont terminés et où les forçats y entrent, l'odeur pénitentiaire s'y installe. Ce qui est vrai pour les asiles d'aliénés et les pénitenciers, l'est aussi, quoique d'une manière moins prononcée, pour toutes les institutions où les personnes sont classées d'après leur état mental.

Ces constatations nous permettent de comprendre comment l'état mental de la mère, qui influe sur tout son organisme, peut, à plus forte raison, influer sur l'esprit et le corps du bébé qui se forme dans son sein, car la dépendance intime qui existe entre elle et lui, en fait une partie de sa propre individualité.

Les Anciens connaissaient déjà quelque chose de la loi sur l'hérédité, mais les plus grandes découvertes dans ce domaine datent des deux derniers siècles. Thomas André Knight — né à Wormley Grange, Angleterre, en 1758, et mort en 1836 — parvint à de tels résultats dans la culture des légumes et des fruits, qu'il a été considéré comme le fondateur de la science horticole. Il a mis en pratique les principes qui nous ont donné les pommes, les poires et beaucoup d'autres fruits, améliorés par la culture. Les résultats que Bakewell a obtenus par l'élevage des moutons de Leicester sont frappants. En sélectionnant parmi les troupeaux tous les moutons se rapprochant du modèle choisi, les éleveurs obtiennent une variété de race bien différente du type originel.

Comparez le sanglier avec les races de porcs améliorées, et vous constaterez, une fois de plus, les résultats de l'élevage. Un connaisseur dans cette matière dit : « Les jambes du porc doivent être justes assez longues pour empêcher son ventre de traîner sur le sol. La jambe étant la partie la moins profitable du cochon, nous ne désirons pas qu'elle soit plus longue que cela n'est strictement nécessaire. Comparez le sanglier avec la **race améliorée** et vous constaterez combien les jambes ont été raccourcies. »

Les éleveurs d'oiseaux, de pigeons et de volailles ont obtenu, dans leurs départements, les mêmes résultats. Ceux qui s'occupent de l'élevage de la volaille peuvent, à leur gré, obtenir pour la table des volailles dont le corps soit bien développé et engraissé, ou des volailles plus petites, mais bonnes pondeuses.

Quand nous pensons aux magnifiques variétés de roses qui ont été tirées de la simple églantine de nos haies, ou quand nous constatons qu'on a pu obtenir, par la culture de simples plantes des champs, les plantes magnifiques qui ornent nos jardins, nous comprenons ce dont nous sommes redevables à la loi de l'hérédité. Comme le Dr M. L. Holbrook l'a écrit : « Si la loi de l'hérédité n'existait pas, si les animaux et les plantes ne transmettaient pas leurs traits caractéristiques à leur progéniture, ce serait absolument perdre son temps que d'essayer de les améliorer. »

Mais tandis que, par l'élevage, l'accouplement et l'amélioration de la race, on obtient chez les oiseaux et le bétail des résultats magnifiques, le mariage des êtres humains est laissé au sentiment, à la chance et à l'aveugle hasard, alors que des résultats merveilleux pourraient être obtenus, si l'intelligence et la prévoyance avaient leur mot à dire dans les affaires d'amour. Que les couples, mieux instruits, s'appliquent à corriger des erreurs, à développer des talents, à suppléer à des déficits, ils trouveront certainement leur récompense dans les résultats qu'ils obtiendront pour leur progéniture.

Personne ne peut douter de la transmission héréditaire ; nous sommes assurés de transmettre à nos descendants nos caractéristiques héritées et acquises. De nobles caractères n'émanent pas de parents dégénérés, à moins d'un retour à un type primitif ; toutefois ce retour au type ne s'effectue pas sans causes adéquates.

Vous connaissez la sentence : « Fils dégénérés de nobles seigneurs ; » cette dégénérescence a aussi ses causes adéquates. Des hommes éminents ont vu leurs forces décroître, grâce à l'effort et au travail intensifs que nécessitent nos conditions de vie actuelles. Quoique possédant **une certaine force** d'endurance, ils en sont cependant arrivés à tomber dans un état de dépression physique et mentale, et n'ont pu transmettre à leurs enfants que les restes de leur grandeur — un corps et un esprit affaiblis.

Parfois la dégénérescence est due à des vices ; lorsque le père est coupable d'excès sexuels, adonné à l'usage du tabac ou des liqueurs fortes, il n'est pas besoin de chercher d'autres causes. Quelquefois l'enfant a un père intelligent, mais une mère médiocre, ou celle-ci peut avoir été placée dans des conditions très défavorables pendant sa grossesse. D'autres fois encore, l'enfant peut avoir été soumis, après sa naissance, à l'influence corruptrice de domestiques vicieux ; il se peut aussi qu'il ait hérité du vrai caractère d'un père réputé très intelligent et qui, en réalité, était fort médiocre.

Le fermier qui veut obtenir une bonne récolte considère trois choses comme essentielles : une bonne semence, un bon terrain et une culture intelligente.

CHAPITRE XVIII

Influences antérieures à la naissance[1].

L'espace dont nous disposons ne nous permet pas de faire une étude approfondie des théories et des principes relatifs aux influences qui s'exercent sur l'enfant avant sa naissance. Quelques citations pourront cependant être suggestives, faire réfléchir, et conduire à des investigations qui jetteront plus de lumière sur ce sujet.

On dit que la mère de Robert Burns, poète écossais, avait un caractère très gai et une mémoire remarquable pour retenir des vieilles chansons et des ballades qu'elle chantait tout en faisant son travail journalier.

On a souvent cité le fait que la mère de Napoléon Bonaparte avait, pendant les mois qui précédèrent la naissance de son fils, accompagné à cheval son mari dans ses campagnes militaires. Durant plusieurs mois, elle vécut au milieu de soldats et s'intéressa à l'art de la guerre. L'enfant en

[1] Le traducteur laisse à l'auteur la responsabilité des faits cités dans ce chapitre. Ces sujets, n'ayant pas encore reçu de solution absolument certaine et définitive, sont laissés à l'appréciation du lecteur.

fut influencé, et, dès sa tendre enfance, manifesta un esprit guerrier. Ses pensées et ses conversations enfantines roulaient toujours sur la guerre et les conquêtes.

M. C. J. Bayer, dans son livre intéressant et suggestif, intitulé : *Impressions maternelles*, parle d'une femme dont on restreignit la dépense pendant sa grossesse et qui se laissa aller à voler dans la caisse de son mari. Le fils qui lui naquit fut kleptomane ; il vola la montre de sa sœur, la chaîne d'or de sa mère, un habillement neuf et une épingle ornée d'un diamant à son père, mais il ne vola jamais rien en dehors de sa famille. Si les mères désirent avoir des enfants honnêtes, qu'elles le soient elles-mêmes, scrupuleusement.

Le résultat d'une manœuvre abortive suivie d'insuccès peut être constaté chez Guiteau, qui assassina le président Garfield en 1881. Son père était un homme assez intelligent et intègre. Les enfants se succédant rapidement et les ressources manquant, la mère, dont la santé était ébranlée, essaya par tous les moyens de se débarrasser de cet enfant-là. Elle n'y réussit pas. Vers la fin de sa grossesse, elle eut une fièvre cérébrale qui réagit probablement sur l'enfant. Quand il naquit, il était faible et chétif ; pendant plusieurs mois, il gémit continuellement. En grandissant, il se montra incapable de se dominer et d'éprouver des remords ou de la honte ; il manquait aussi de bon sens. Il était né dégénéré et meurtrier.

Le Dr Napheys, parlant de l'artiste Flaxman, dont les dessins sont si parfaits, dit : « Dès sa tendre enfance, il manifesta une prédilection pour le dessin. Sa mère, une femme aux goûts artistiques, et raffinés, racontait que, pendant les mois précédant sa naissance, elle employait chaque jour plusieurs heures à étudier des gravures et à fixer dans sa mémoire des portraits faits par des peintres célèbres. Elle était convaincue que le génie de son fils était le fruit de sa propre culture artistique. »

Tout dernièrement, une jeune mère qui avait été souvent seule pendant sa grossesse et avait trouvé un grand plaisir dans la lecture, attira notre attention sur le fait que ses filles jumelles âgées de deux ans, préféraient des livres à des jouets et pouvaient s'occuper, pendant des heures, à les tenir et à les feuilleter.

M. C. J. Bayer parle d'une jeune femme, qui, en butte, pendant sa grossesse, aux moqueries cruelles de quelques-unes de ses amies qui la montraient au doigt et lui disaient : « N'avez-vous pas honte d'être dans cet état ? » se réfugia dans sa chambre et pleura amèrement. M. Bayer constata que son enfant, une fillette âgée de six ans, se mettait à crier dès que quelqu'un — étranger ou ami — la montrait au doigt et il semblait impossible de la corriger de cette habitude.

Il cite aussi le cas suivant : « Une jeune mère avait un enfant très intelligent et déjà très développé à l'âge de trois mois. Ses amies s'étonnant de cette précocité intellectuelle, la jeune mère leur dit : Je la lui ai communiquée. — Comment cela ? — J'ai vu, quand j'étais à l'école, leur répondit-elle, tant d'enfants bornés, incapables de saisir ce qu'on leur disait, que j'ai désiré avoir un enfant qui comprenne très vite, et j'ai concentré mes pensées sur ce désir, espérant obtenir un résultat favorable. J'avais entendu dire que cela se pouvait, et maintenant j'en suis certaine. »

Beaucoup de difformités constatées chez des enfants sont citées dans des livres médicaux, mais il vaut mieux ne pas permettre à l'esprit de trop s'appesantir sur des cas semblables. Nous n'en citerons que deux, pour illustrer le principe. Le Dr Napheys parle de la femme d'un boulanger qui, pendant les premiers mois de sa grossesse, vendait le pain à la boulangerie. Presque chaque jour, un enfant qui avait un double pouce venait acheter un petit pain et lui tendait sa pièce de monnaie en la tenant entre le pouce et l'index. Au bout du troisième mois, la mère quitta la boulangerie, mais cette difformité avait fait une telle impression sur son esprit qu'elle ne fut pas surprise de la voir reproduite chez son enfant. Quand le moment fut venu, elle y remédia en faisant enlever le pouce surnuméraire par une opération chirurgicale.

Nous entendîmes parler récemment d'une mère qui donna naissance à un enfant n'ayant qu'une main. L'autre bras paraissait avoir été coupé entre le coude et le poignet. Elle rattachait cette difformité au fait que le frère de son mari, dont la main avait été amputée, vivait chez elle pendant les premiers mois de sa grossesse. Quoiqu'elle n'eût pas éprouvé de frayeur puisqu'elle était habituée à cette vue, cependant l'impression mentale continuelle avait produit cette difformité.

M. C. J. Bayer cite quelques cas à l'appui de sa théorie, affirmant que les effets désastreux d'une frayeur, éprouvée pendant les premiers mois de la grossesse, peuvent être conjurés par la volonté de la mère. Son effort mental a un effet correctif sur l'enfant ; par son désir intense, elle crée la substance cérébrale qui devra contrôler les chocs que l'enfant reçoit.

Il y aurait beaucoup à dire sur les envies des femmes enceintes. D'une manière générale, on peut affirmer que lorsque l'envie n'est pas nuisible, il vaut mieux la satisfaire promptement.

Nous avons lu l'histoire d'une jeune mère qui, bien qu'abstinente, eut envie de liqueur pendant sa grossesse. Son mari, abstinent convaincu, décida que sa femme prendrait un peu de liqueur, comme s'il s'agissait d'un remède, afin de lui en ôter l'envie et de sauver l'enfant. Celui-ci naquit normalement et ne manifesta aucun goût pour les liqueurs. Mais si l'usage de cette boisson avait été continu pendant la grossesse, l'enfant aurait pu avoir un penchant à l'ivrognerie ; de nombreux cas l'ont prouvé. Il existe aussi quelques cas exceptionnels d'enfants nés de pères intempérants qui n'ont aucun goût pour la boisson. Il se peut que leurs mères, ayant en horreur les effets de l'intempérance constatés chez leur mari, aient constamment désiré, pendant leur grossesse, que leurs enfants fussent sobres, et les aient ainsi prédisposés avant leur naissance, à l'abstinence de boissons alcooliques.

Le Dr Dio Lewis, dans son livre : *La Chasteté*, dit en parlant des influences antérieures à la naissance : « Ce n'est pas exagéré de dire qu'on peut, avant la naissance, suggérer à l'enfant, le génie du succès dans telle profession ou tel métier qu'on jugerait particulièrement désirable. La mère dont l'esprit s'attachera à un sujet avec persévérance, pendant les neuf mois de la gestation, peut être sûre de constater que son enfant portera l'empreinte de sa pensée. La beauté des formes, la force de l'esprit, la douceur du caractère et de nobles ambitions sont assurées à la postérité des parents qui rempliront les conditions nécessaires pour obtenir le résultat désiré. »

Le Dr Napheys, en écrivant sur le même sujet, dit : « Que cette pensée est agréable ! Quel encouragement, pour celles qui vont devenir mères, à cultiver de nobles pensées, de pures émotions, des sentiments élevés ! »

Le caractère et les dispositions des enfants indiquent souvent quelles influences ont entouré la mère pendant sa grossesse. Le premier-né ressemble généralement davantage au père, parce que les pensées de la jeune femme se rapportent constamment à son mari. Les enfants qui naissent dans une période de prospérité financière sont ordinairement généreux, quelquefois même prodigues. Ceux qui naissent pendant les années où les ressources sont réduites et les économies nécessaires, sont ordinairement économes et même parfois avares.

Les influences antérieures à la naissance sont subtiles et puissantes, et rien ne peut les enrayer. Aucune serrure dorée, aucune main, fût-elle couverte de bijoux, ne peuvent fermer la porte à ces influences. La science médicale a fait beaucoup pour corriger des défectuosités, soulager des souffrances, raccommoder des membres brisés ou déformés, mais le plus important reste à accomplir : détruire autant que possible la cause de ces maux, en instruisant les jeunes gens et les parents de telle manière qu'ils préparent la voie à une génération plus robuste et mieux douée. Les médecins philanthropes ont ici un vaste champ ouvert à leur activité.

Il faut que les parents comprennent que « prévenir vaut mieux que guérir ». Les philanthropes qui travaillent à la transformation des adultes font bien, ceux qui dépensent leurs forces à élever des enfants font encore mieux, mais ceux qui intelligemment se dévouent à la formation du corps, du caractère et des dispositions des enfants à naître, font ce qu'il y a de mieux. Nous croyons à la dépravation humaine, mais nous croyons aussi que les individus peuvent être engendrés de telle façon qu'ils soient, ou bien plus aptes à la régénération, ou « conçus et nés dans le péché » de manière à justifier la déclaration du Psalmiste :

« Les méchants sont pervertis dès le sein maternel,
   Les menteurs s'égarent au sortir du ventre de leur mère »

Avant de quitter ce sujet, nous aimerions adresser un mot de consolation aux parents dont les enfants sont nés avec des difformités. Dieu a fait le cœur des parents si grand qu'ils aiment d'autant plus leurs enfants, lorsque ceux-ci sont difformes ou peu attrayants. Nous avons entendu parler dernièrement d'une mère dont l'enfant était né avec un bec de lièvre. Comme on craignait que sa vue n'affectât la mère, alors qu'elle était encore si faible, on s'ingénia à trouver diverses excuses pour retarder le moment où elle le verrait. Quand on ne put plus le tenir hors de sa vue, elle s'écria, après un court moment de désappointement : « Eh bien, c'est mon enfant quand-même, et je l'aime tout autant que s'il était bien constitué ! »

Il est aussi encourageant de savoir que les taches de naissance diminuent et souvent disparaissent complètement après une courte période. Le Dr Russegger raconte qu'une femme enceinte de sept mois fut mordue au mollet par un chien. Au moment de l'accident, elle éprouva de la frayeur, mais elle n'eut cependant aucune appréhension au sujet de l'enfant. Dix semaines après, quand l'enfant naquit, il portait, à son mollet gauche, une marque qui ressemblait aux traces de dents que le chien avait laissées sur la jambe de la mère. Ces marques s'effacèrent en partie au bout de cinq semaines, et le reste disparut graduellement.

En connexion avec les influences antérieures à la naissance, est la détermination du sexe selon la volonté des parents; le désir de certains d'entre eux d'avoir des garçons plutôt que des filles est mauvais. Dans les contrées païennes, à cause de la vie pénible que les femmes ont à supporter, les parents ont de la tristesse quand il leur naît une fille, mais dans les pays christianisés, où l'influence de l'évangile a rendu à la femme sa place et ses droits, il n'est pas admissible qu'une fille ne soit pas reçue avec joie.

Il n'est pas bon que la mère soit constamment préoccupée du sexe de son enfant avant la naissance, à cause de l'influence que cela pourrait avoir sur le fœtus. Un garçon pourrait naître qui posséderait une nature féminine, ou une fille qui aurait des dispositions masculines. Bien qu'il soit bon que les parents connaissent les vues médicales et scientifiques d'hommes compétents sur ce sujet, il n'est pas désirable que l'esprit de la mère en soit influencé pendant sa grossesse.

Les influences qui déterminent le sexe sont si subtiles, et ont jusqu'à présent si bien résisté aux investigations des savants, qu'on ne peut y ajouter que peu ou point de confiance. Parmi les nombreuses théories en cours, les unes sont risibles, quelques-unes sont en opposition avec d'autres, peu semblent plausibles, et aucune n'a été reconnue infaillible, ou même digne d'une entière confiance.

Quelques-unes enseignent que les phases de la lune, influant sur la conception, déterminent le sexe de l'enfant. D'autres rendent la saison pendant laquelle l'ovule est produit et fécondé, responsable du résultat ; cette théorie fait du sexe une question de température et de climat. Celle qui trouve le plus d'avocats affirme que le sexe est déterminé par la nourriture avant la conception et pendant la gestation. Les personnes qui l'admettent maintiennent que pendant les périodes de prospérité et d'abondance, le nombre des filles est prépondérant, tandis que celui des garçons est plus grand pendant les périodes de disette et d'adversité, parce que la nourriture est moins abondante. Une autre théorie, souvent répétée et aussi souvent réfutée, est celle qui affirme que le sexe est déterminé par le côté du système reproducteur engagé dans la production de l'ovule et du germe, les glandes génératrices du côté droit du père et de la mère donneraient naissance à des garçons, tandis que celles du côté gauche donneraient naissance à des filles. Que cette théorie ne soit pas digne de confiance, cela a été prouvé par le fait qu'un des ovaires de la mère ou un des testicules du père ayant été enlevés par une opération chirurgicale, les garçons et les filles ont pu continuer à naître alternativement.

Une autre théorie à laquelle on a accordé une certaine confiance est que l'ovule alterne de sexe à chaque menstruation. Une autre affirme que l'âge de chacun des parents a quelque chose à voir dans la détermination du sexe de leurs enfants ; ainsi, lorsque le père est plus âgé que la mère, les filles prédomineraient. Une autre encore établit que la vitalité supérieure de l'un des conjoints détermine le sexe de l'enfant, tandis que des personnes ayant étudié le sujet, affirment exactement le contraire de ces deux derrières théories.

Celle qui est le plus largement acceptée par les autorités médicales, estime que les enfants conçus de deux à six jours après la cessation des règles sont ordinairement des filles, et que ceux qui sont conçus du neuvième au douzième jour après la fin de la menstruation sont des garçons. Il y a encore d'autres théories, les unes sont fantaisistes ou même stupides — ainsi que le sexe de l'enfant est déterminé par le côté du lit où couche le père, par l'orientation du lit suivant que les parents ont leur tête du côté nord ou d'un autre point cardinal ! — Connaissant la curiosité de beaucoup de personnes sur ces sujets et le désir anormal de certains parents d'avoir des enfants d'un sexe de préférence à l'autre, les imposteurs ont beau jeu d'offrir des informations à prix élevés. Les méthodes qu'ils préconisent sont presque toutes inoffensives,

heureusement ; toutefois il en est parfois d'avilis-
santes et même de dangereuses; les parents donnent
crédit à l'imposteur si la nature leur accorde un
enfant du sexe désiré. On ne peut trop mettre en
garde les personnes intelligentes contre de telles
prétentions.

Ce qui est vrai, c'est que personne n'a encore
pu forcer la nature à livrer son secret. Il est très
possible que le Créateur ait placé ce secret en dehors de l'atteinte humaine, et gardé dans ses dé-
crets infinis la loi qui règle la détermination des
sexes.

CHAPITRE XIX

Enfance : soins et éducation.

Pour les parents qui n'ont pas su utiliser les influences qui s'exercent avant la naissance, et qui constatent des défectuosités chez leurs enfants, il reste encore un espoir et une ressource. Ils peuvent en quelque mesure, par l'éducation, corriger des défauts, suppléer à des déficits et même obtenir parfois des résultats merveilleux. Un arbre tordu, quand il est jeune, peut être facilement redressé ; il vaudrait mieux sans doute qu'il ait poussé droit, de même qu'il est bien préférable qu'un enfant naisse bien constitué physiquement et moralement, mais mieux vaut encore redresser l'arbre et l'enfant par des soins appropriés et une bonne éducation, que de voir un arbre droit être déformé et un enfant bien constitué être ruiné mentalement, moralement et physiquement, par le manque de soins ou une éducation défectueuse.

Il ne manque pas de bons livres et de journaux traitant de l'éducation. Les jeunes parents feront bien de se les procurer. Nous ne pouvons pas entrer dans les détails, nous nous bornerons à signaler quelques points importants.

Beaucoup de jeunes parents pensent qu'ils devront s'occuper sérieusement de l'éducation de leurs enfants, quand ceux-ci auront atteint l'âge de trois ou quatre ans. Ils sont dans l'erreur. Les trois premiers mois déterminent la première enfance, et les deux premières années déterminent l'enfance ; celle-ci, à son tour déterminera l'adolescence qui aura son influence sur la jeunesse et la maturité. C'est pendant les deux premières années que s'ébauchent le caractère et la destinée de l'enfant. Celui qui n'a pas été éduqué pendant cette période risque fort de rester indiscipliné et ingouvernable pendant toute la vie.

La question des heures des repas, de la durée du sommeil, celle de savoir si l'enfant doit être bercé ou porté quand il pleure, ou laissé dans son berceau, tout cela a une très grande importance dès le commencement. Plus d'une mère s'est rendue esclave pour toute la vie par les erreurs qu'elle a commises pendant les premières semaines de la vie du bébé.

Les parents doivent protéger leurs enfants contre l'habitude stupide et dangereuse des baisers trop fréquents, qui se donnent bien souvent au détriment de leur santé. En effet, parmi les personnes qui les embrassent, il peut s'en trouver qui soient atteintes de tuberculose, de maladies contagieuses pouvant leur faire un tort irréparable. Tout dernièrement, nous lisions dans un journal médical qu'un jeune enfant, dont les parents tenaient une pension, fut embrassé par un des pensionnaires qui lui communiqua une des maladies les plus répugnantes. Et ce danger existe dans toutes les classes de la société.

N'épargnez aucun soin, aucune dépense nécessaire pour rendre la *nursery* (chambre des enfants) attrayante et salubre. Les parents devraient être les meilleurs camarades de leurs enfants. Choisissez scrupuleusement leurs jeux, leurs amusements, leurs livres, leurs images, et par-dessus tout, que l'influence maternelle se fasse sentir en tout et partout, car ce dont l'enfant a besoin, plus encore que de jeux, de livres et de vêtements, c'est *la présence et l'influence de la mère*. Personne ne peut la remplacer. Trop de mères confient leurs enfants à des nourrices ou à des bonnes, afin de pouvoir se consacrer plus complètement aux soins du ménage, aux devoirs et aux plaisirs de société, oubliant qu'ils sont cependant bien secondaires, en regard des devoirs de toute importance de la maternité.

Beaucoup de femmes, excellentes à tous les autres égards, considèrent la *nursery* comme une prison, et le soin des enfants comme un fardeau, simplement parce qu'elles ont le sens maternel perverti. Nous admettons qu'il faut que la mère soit soulagée, par moments, du soin des enfants, afin qu'elle puisse se reposer, mais si elle a une vraie tendresse maternelle la compagnie de ses enfants sera celle qu'elle préférera à toute autre.

Lorsqu'il est absolument nécessaire de confier les enfants à des domestiques — de tels cas existent — les parents doivent exercer une surveillance active et incessante pour sauvegarder la pureté de leurs enfants. Des centaines, et nous pourrions même dire des milliers d'enfants sont annuellement minés par les vices que leur communiquent les domestiques. Le danger est d'autant plus grand, lorsque la bonne doit déshabiller l'enfant et le mettre au lit. Désireuse de le voir se calmer et s'endormir promptement, elle cherche à éveiller chez l'enfant des sensations qui le font tenir tranquille et l'empêchent de crier, mais qui ont sur son système nerveux une influence désastreuse. Les mères ne se rendent souvent pas compte de ce danger, c'est pourquoi il est bon que les pères en soient instruits afin de le prévenir.

L'enfant ne doit jamais être terrifié par la menace du gendarme, du ramoneur ou du croquemitaine, ou en lui faisant considérer l'obscurité comme une chose effrayante. Pendant que le caractère de l'enfant se forme, il est très impressionnable, et on peut lui faire un tort irréparable en lui parlant de choses qui n'existent pas ; on lui apprend ainsi à mentir. C'est à ce moment aussi qu'il risque d'apprendre à parler incorrectement avec les domestiques. Si la bonne est autorisée à se rendre dans une promenade publique où elle rencontrera d'autres domestiques, l'enfant court le risque d'entendre des conversations qui lui apprendront beaucoup de choses sur la dépravation humaine ; des mois et des années de soins et d'éducation sérieuse ne pourront entièrement effacer ces premières impressions.

Il est important de rappeler aux parents leur devoir de protéger leurs enfants contre le vice solitaire. Les parents se figurent aisément que d'autres enfants peuvent être les victimes de ce vice, mais que les leurs sont « trop innocents et trop purs » pour y succomber. Nous avons vu des mères lever les mains au ciel, à l'horreur que leur inspirait une telle pensée; mais lorsque des pères, plus prévoyants, ont surveillé leurs enfants, ils ont découvert qu'à l'âge de cinq ou six ans déjà, leurs petits garçons avaient appris, de camarades plus âgés, de compagnons impurs ou de domestiques dépravés, ou encore fortuitement, en se glissant sur une balustrade, à pratiquer ce vice. Les jeunes enfants ne peuvent être trop surveillés à cet égard. S'ils manifestent une prédisposition à porter leurs mains aux parties génitales, il faut avoir grand soin de tenir ces parties très propres, et si malgré cela ils continuent, il faut consulter le docteur de la famille, afin de voir si la circoncision ne serait pas utile pour enlever l'irritation ou l'inflammation locale. La circoncision est une pratique qui a une grande importance sanitaire ; elle est en honneur chez les Israélites. Elle consiste en une opération chirurgicale très simple, qui est bienfaisante dans ses résultats, et nécessaire dans beaucoup de cas.

Quand vos enfants seront assez âgés pour vous poser certaines questions, faites en sorte qu'ils reçoivent des réponses justes et scientifiques, particulièrement en ce qui concerne les origines de la vie. Lorsqu'un bébé naît dans la famille ou dans le voisinage, il est naturel que des enfants intelligents désirent savoir d'où il vient. Ne leur contez pas de fables, ne leur parlez pas d'enfants apportés par les docteurs, les cigognes, ou trouvés sous des choux ; une réponse intelligente et satisfaisante peut être faite à un enfant de six ou sept ans, et même plus jeune encore.

Quelqu'un l'a fort bien dit : « L'ignorance est un péché mortel. La vérité, dite avec intelligence, n'a jamais fait de mal à un enfant ; le silence, la fausse pudeur et le mystère ont corrompu les âmes et les corps de milliers d'êtres. » C'est pour aider les parents dans cette tâche que les livres : *Ce que tout enfant devrait savoir* (2 vol., un pour les garçons, un pour les filles) ont été écrits. Ces ouvrages leur apprendront comment ils pourront donner à leurs enfants les informations nécessaires, soit dans leurs conversations, soit en leur lisant tel fragment qui répondra aux questions posées. Qu'il n'y ait pas de secrets entre vous et vos enfants, sur ces sujets. Si vous permettez à d'autres de leur enseigner ces vérités sacrées d'une manière profane, si vous refusez de donner une

réponse honnête aux questions honnêtes et légitimes de vos enfants, ils obtiendront les renseignements qu'ils désirent, de compagnons vicieux ou
de domestiques ignorants, et sous une forme souvent impure.

Il est infiniment plus facile de garder pur l'esprit de l'enfant que de le purifier après qu'il a été
souillé. Lorsque des pensées impures ou des pein-
tures corruptrices ont été imprimées dans son cerveau, elles ne peuvent jamais être complètement
effacées.

Quand votre fils approchera de l'âge de la puberté, il deviendra maladroit, sa voix changera, la
moustache viendra couvrir sa lèvre supérieure, il
sera sauvage et peu sociable ; ne le taquinez
pas, ne vous moquez pas de lui. Souvenez-
vous qu'à ce moment, filles et garçons ont
besoin d'être entourés de tendresse ; ils ne se
comprennent pas eux-mêmes et ne savent pas
interpréter la vie à leur satisfaction, il faut
les éclairer sur leur condition et sur cette période de transition de l'enfance à la puberté.
C'est alors que les livres : *Ce que tout jeune
homme devrait savoir* et *Ce que toute jeune fille
devrait savoir* pourront rendre de grands services.

Donnez tous vos soins à l'éducation de vos enfants. Souvenez-vous que les livres d'images, les
chansons enfantines, la prière du soir, la musique
en famille, la promenade, le mot aimable et spiri-

tuel, le conseil judicieux ont leur importance en éducation. Surveillez leurs lectures. Prenez garde qu'ils ne soient pas, à l'école, sous l'influence de maîtres qui détruiraient les bons principes qu'ils reçoivent à la maison. Gardez-les près de vous, le soir. Rendez leur le *home* attrayant. Ne regardez jamais comme trop coûteux tout ce qui pourra contribuer à rendre vos enfants purs et bons.

Eloignez d'eux toutes les tentations qui peuvent résulter du contact avec d'autres enfants, et ne leur permettez jamais, ni à la maison, ni ailleurs, de partager leur lit avec qui que ce soit.

Puis développez leurs forces physiques. Si la gymnastique n'est pas enseignée à l'école qu'ils fréquentent, faites-leur suivre un cours particulier, ou donnez-leur à la maison des engins faciles à manier, tels qu'une paire d'haltères pesant $\frac{1}{2}$ à 1 kilog chacune. Procurez-leur, si possible, un exerciseur de bon modèle. Encouragez les jeux en plein air. Veillez à ce que leurs chambres à coucher soient bien aérées, inspirez-leur le désir d'être vigoureux et forts. Enseignez-leur à gouverner leurs appétits ; réglez leur vie de telle sorte qu'ils aient « une âme pure dans un corps sain. »

Ne négligez pas non plus l'éducation morale de vos enfants. Que les livres ou les journaux que vous mettez à leur portée soient moraux et propres à leur inspirer de bons désirs. Enseignez-leur à aimer tout ce qui est bien et à trouver du plaisir à faire le bien. Envoyez-les à l'école du dimanche, et faites-les assister au culte, dès qu'ils seront assez grands. Ne troublez jamais leur foi enfantine. Souvenez-vous que Jésus reçoit et sauve les enfants aussi bien que les adultes. Les hommes qui ont laissé dans le monde, ou dans l'église, une empreinte durable et utile ont souvent été pieux dès leur enfance.

Et maintenant il faut nous séparer. Serrant votre main dans une chaude étreinte et cherchant votre regard, nous vous assurons que si, en votre qualité d'époux, vous avez compris la sainteté du mariage, si vous y apportez la même pureté que vous êtes en droit d'attendre de votre femme, si vous usez sagement de vos privilèges en vous imposant une discipline personnelle qui assurera votre bonheur et celui de votre femme, vous obtiendrez certainement toutes les bénédictions que le mariage, le *home* et la famille ont en réserve pour ceux qui sont purs et droits.

SOMMAIRES

CHAPITRE V

Pertes physiques qu'occasionne la procréation.

Utilité de l'examen des principes qui dirigent les époux.
— Ignorance générale sur ce qui se rapporte aux sexes.
— Les leçons que nous donne la reproduction chez les
végétaux. — La mousse verte des mares. — La mort,
résultat de la procréation chez les poissons. — La reproduction des insectes. — Pour les oiseaux, la mort n'est
plus le résultat de la reproduction. — Chez les animaux
quadrupèdes l'ovule et le sperme sont réduits à des
dimensions microscopiques. — Le désir de se reproduire
est un signe avant-coureur du déclin et de la mort.
— La procréation occasionne une perte de force vitale.
— Le besoin de la reproduction est périodique chez les
animaux inférieurs. — Il est plus continu chez l'homme.
— La continence n'est jamais nuisible. — Elle est quelquefois un devoir absolu. — Exemples cités.

Pages 50-58.

CHAPITRE VI

Modération dans les rapports conjugaux.

Double nature de l'amour. — Il ressemble à la plante qui a
ses racines dans la terre et ses fleurs au soleil. — Il ne
faut pas confondre l'amour et la luxure. — Trois théories concernant les relations conjugales. — Pour la satisfaction sexuelle illimitée de l'homme. — Dans le seul but
de la procréation. — Moyen pour le mari et la femme
de se témoigner leur mutuelle affection. — Les rapports
conjugaux doivent avoir pour but la perpétuation de la
race comme le bien-être et la prolongation de la vie
individuelle. — Qu'est-ce que la modération dans les rapports sexuels ? — Difficulté de la définir. — Le besoin
sexuel, comme celui de manger, doit être maintenu sous
la domination de l'intelligence. — Conseil donné par
Jérémie Taylor. — Opinion de Mme E.-B. Duffey. — Limites fixées par quelques docteurs. — Aucune règle fixe ne
peut être appliquée à tous les cas. — Il faut considérer la
condition physique de chacun des époux. — Effets avilis-
sants des excès sexuels. — Les désirs de la femme doivent toujours être respectés. — Nourriture, livres, pein-
tures qui excitent. — Importance de la séparation des lits

DEUXIÈME PARTIE

Ce qu'il doit savoir concernant sa femme.

CHAPITRE XIII

La grossesse.

CHAPITRE XIV

Changements qui précèdent, accompagnent et sui-
vent la grossesse et l'accouchement.

CHAPITRE XV

Changements qui précèdent, accompagnent et suivent la grossesse et l'accouchement *(suite)*.

CHAPITRE XVI

Naissance du bébé ; soins à lui donner.

TROISIÈME PARTIE

Ce qu'il doit savoir concernant ses enfants.

CHAPITRE XVII

L'hérédité.

Les connaissances acquises par le jeune époux sont utiles à ses enfants. — La loi de l'hérédité. — Les premières influences qui façonneront l'enfant s'exercent pendant la période qui s'écoule entre la conception et la naissance. — Relation entre un modèle et une statue achevée. — L'éducation de l'enfant commence « vingt ans avant sa naissance ». — L'hérédité chez les chevaux. — Effets de l'état mental de la mère sur le fœtus en formation. — Les émotions produisent des changements chimiques dans l'haleine. — L'état physique et mental affecte les exhalaisons du corps. — Odeurs particulières aux asiles d'aliénés, aux pénitenciers, etc. — Résultats obtenus par la culture des fleurs, des fruits et l'élevage des animaux domestiques, des volailles, etc. — Ces lois dans l'hérédité humaine. — Influences modificatrices. — « Fils dégénérés de nobles seigneurs. » — Les causes ne sont pas difficiles à trouver. — Trois choses essentielles : une bonne semence, un bon terrain et une culture intelligente.   Pages 199-206.

CHAPITRE XVIII

Influences antérieures à la naissance.

Ces influences illustrées par des exemples. — Robert Burns, Napoléon. — Un kleptomane. — Comment certains meurtriers le sont devenus. — Guiteau. — La mère d'un artiste. — Les jumelles qui aimaient les livres. — Difformités et taches de naissance. — Un enfant avec deux pouces. — Un autre né avec une seule main. — Théorie corrective de C.-J. Bayer. — Envies. — Leur traitement. — Leurs effets. — Exemples. — La puissance modificatrice de la mère pouvant produire des caractéristiques

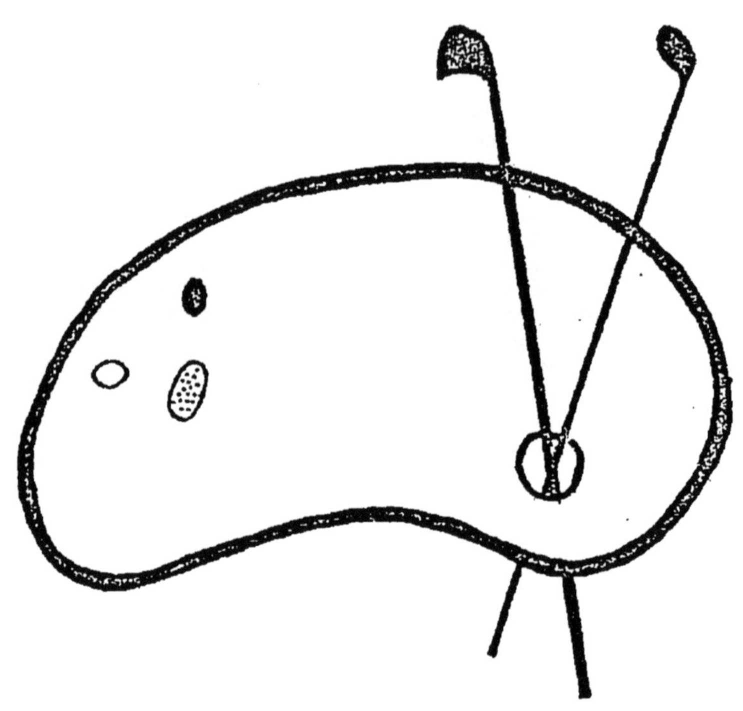

DEBUT D'UNE SERIE DE DOCUMENTS
EN COULEUR

Ce que tout jeune garçon devrait savoir

21 causeries dédiées aux garçons et à leurs parents

PAR SYLVANUS STALL

(Sommaires condensés.)

Première Partie.

La question de l'origine de la vie. — Différence entre faire et créer. — Les êtres organiques ont le pouvoir de se reproduire. — La loi de la reproduction chez les plantes et les animaux. — Les plantes, mâle et femelle. — Etude d'une tige de maïs. — Les deux sexes peuvent être unis sur la même tige, ou être sur des tiges séparées. — Rôle du vent et des insectes dans la fécondation des plantes. — Les deux sexes sont réunis dans l'huître, séparés chez les poissons. — La femelle du poisson pond des œufs et les abandonne. — Reproduction chez les oiseaux; ils préparent des nids où la femelle pond ses œufs et les couve. — Les parents oiseaux prennent soin de leurs petits jusqu'à ce qu'ils puissent se suffire à eux-mêmes. — Chez les mammifères, l'œuf est protégé dans le corps de la mère jusqu'à ce que le petit animal soit assez développé pour en sortir; on dit alors qu'il naît. — Sa mère l'allaite en attendant qu'il puisse se nourrir lui-même. — L'homme et la femme possèdent aussi le pouvoir reproducteur. — Tendres soins que les parents prennent de leurs enfants.

Deuxième Partie.

Anatomie comparée, ou points de ressemblance entre les corps des oiseaux, des mammifères et de l'homme. — L'homme seul possède une main parfaite. — Il s'en sert pour construire et faire de bonnes choses. — Il s'en sert aussi pour faire du mal aux autres et se dégrader lui-même en abusant de ses organes reproducteurs.

Troisième Partie.

Effets du vice solitaire sur le caractère, l'intelligence et le système nerveux des garçons. — Les conséquences de ce vice se font sentir à leurs enfants. — Le caractère des jeunes garçons et des jeunes filles d'aujourd'hui détermine le caractère de la race dans une centaine d'années.

Quatrième et Cinquième Parties.

Comment les garçons peuvent garder leur corps pur et fort. — Le devoir d'aider les autres à éviter les habitudes pernicieuses, ou à s'en affranchir.

Sixième et Septième Parties.

Comment on peut recouvrer la pureté et la force. — La puberté et les changements qu'elle amène. — Le passage de l'adolescence à la virilité. — Ses dangers. — Importance des connaissances scientifiques.

Prix: broché, 2.— fr.; relié, 3.— fr.

Ce que tout jeune homme devrait savoir

PAR SYLVANUS STALL

(Sommaires condensés.)

Force.

Valeur de la force physique. — Les hommes faibles sont vaincus dans la lutte pour la vie. — La nature sexuelle de l'homme. — Tous les grands hommes ont eu une forte nature sexuelle. — L'effort fait pour discipliner cette nature développe le caractère et la virilité. — Il n'y a qu'une loi morale pour les hommes et les femmes.

Faiblesse.

Faiblesse héréditaire. — Comment la surmonter. — Faiblesse acquise; ses causes. — Les conséquences du vice solitaire. — Ce qu'il y a à faire pour être délivré. — Emissions nocturnes. — Danger de consulter des charlatans. — Emissions normales et anormales. — Témoignages d'autorités médicales. — Conseils utiles.

Vice social.

Ignorance désastreuse qui règne au sujet des maladies qui accompagnent le vice. — Raisons pour lesquelles les docteurs tiennent leurs patients dans l'ignorance à cet égard. — Toutes les formes de maladies vénériennes sont redoutables. — La blennorragie, son cours, ses conséquences. — Les trois formes de la syphilis. — Description des symptômes et des souffrances de chaque période. — La syphilis est-elle guérissable?

Les organes de la reproduction.

Leurs fonctions et leur but. — Différence entre créer et procréer. — Tout ce qui vit sort d'un œuf ou d'une semence. — Reproduction chez les plantes, les poissons, les oiseaux et les mammifères. — La sainteté de la fonction reproductrice.

Relation normale entre le jeune homme et la femme.

Importance d'une semblable relation. — La nature du mariage. — Ceux qui devraient renoncer au mariage. — Les partisans et les ennemis du mariage. — Choix d'une épouse. — Règles générales. — Importance d'un choix judicieux. — Les causes qui rendent certaines unions malheureuses.

Ecueils et périls — Conseils utiles.

Le choix des compagnons, des lectures, des pensées, des amusements et des recréations. — L'alcool et le tabac. — Discipline personnelle. — Du lever matinal. — Recherchez la compagnie des hommes bons et sages. — Education.

Prix: broché, 3 fr. 50; relié, 4 fr. 50.

Ce que tout homme marié devrait savoir

PAR SYLVANUS STALL

(Sommaires condensés.)

Première Partie.

Ce que tout homme doit savoir sur lui-même.

Le fondement du bonheur dans la vie conjugale. — Différences physiques entre l'homme et la femme. — Ces différences se complètent pour former l'unité suprême. — Les trois théories relatives aux relations conjugales. — La procréation entraîne une perte de force vitale. — Qu'est-ce que la modération dans les rapports sexuels ? — Le besoin sexuel doit être maintenu sous la domination de l'intelligence. — Défectuosités et difformités chez l'homme ou chez la femme. — Les risques physiques de l'impureté. — Pureté et fidélité.

Deuxième Partie.

Ce qu'il doit savoir concernant sa femme.

1. *La jeune épouse.*

Le mariage est l'événement le plus important de la vie de la femme. — Erreur que commettent bien des jeunes maris. — Peu d'entre eux sont les gardiens intelligents de leur femme. — Trois classes de femmes. — Moyen d'obtenir un bonheur durable.

2. *Jeune femme et maternité.*

Ses devoirs multiples comme épouse, mère et gardienne du foyer. — L'amour maternel. — Stérilité. — Bienfaits physiques, sociaux et intellectuels résultant de la paternité et de la maternité. — Causes qui amènent les femmes à ne pas vouloir la maternité. — Limitation des naissances. — Excès conjugaux. — Les torts causés aux femmes par des maris ignorants et insouciants.

3. *La grossesse.*

Préparation à la maternité. — La conception. — Les merveilles de la vie fœtale de l'enfant. — Les transformations qui s'opèrent pendant la gestation. — Les devoirs du mari envers sa femme et sa progéniture. — Les joies de la paternité. — Le choix d'une nourrice.

Troisième Partie.

Ce qu'il doit savoir concernant ses enfants.

Hérédité. — Influences antérieures à la naissance. — Les envies, etc. — Peut-on choisir le sexe de ses enfants ? — Causes de l'idiotie, etc. — Importance des influences de la *nursery*. — Comment assurer la pureté des pensées et de la conduite chez les enfants. — Dangers qu'ils courent à la puberté. — Éducation physique, intellectuelle et morale des enfants.

Prix : broché, 3 fr. 50 ; relié, 4 fr. 50.

Ce que toute fillette devrait savoir

19 causeries dédiées aux fillettes et à leurs mères

PAR Mᵐᵉ MARY WOOD-ALLEN, Dʳ EN MÉDECINE

(Sommaires condensés.)

PREMIÈRE PARTIE.

L'origine de la vie. — Un seul plan pour toutes les formes de vie. — Comment les plantes sortent d'une semence, trouvent leur nourriture dans le sol et croissent. — Comment elles se reproduisent. — La fleur, le pollen, le pistil et l'ovaire. — Le rôle des abeilles, des insectes, etc., dans la fécondation. — L'amitié entre garçons et filles. — La même ligne de conduite existe pour les deux sexes. — Influence que peut exercer une fillette. — Les émotions mentales doivent être évitées.

DEUXIÈME PARTIE.

Les poissons et leur progéniture. — Comparaison entre les graines des plantes et les œufs des poissons, des oiseaux et des mammifères. — Les poissons ne connaissent jamais leurs enfants. — Animaux à sang chaud. — Leçons que nous donnent les oiseaux. — Leurs nids, leurs œufs et leurs petits. — Les enfants grandissent et deviennent, à leur tour, des pères et des mères. — Réponse à la question : D'où les bébés viennent-ils?

TROISIÈME PARTIE.

Les mammifères et leurs petits. — Ceux-ci restent dans le corps de la mère jusqu'à ce qu'ils soient capables de vivre d'une vie indépendante. — Les bébés sont les plus dépendants de toutes les créatures. — Les relations entre les parents et les enfants. — L'enfant est une partie de son père et de sa mère. — L'hérédité et ce qu'elle nous enseigne. — Hérédité physique, mentale ou morale.

QUATRIÈME PARTIE.

Valeur de la santé. — Soins à donner au corps. — Influence des pensées sur la vie et le caractère. — Les attitudes influencent l'esprit. — Valeur des bonnes compagnies, des bons livres et des bonnes influences. — Des pensées heureuses donnent des forces pour la vie. — Des mauvaises pensées la détruisent. — Des expériences le prouvent. — Les mauvaises attitudes déforment le corps et le visage.

CINQUIÈME PARTIE.

Abus de soi-même. — Ses conséquences. — Le corps est un temple qui doit être conservé pur et sain. — Les fillettes doivent être instruites de ces choses par leur mère. — Pourquoi les bains nous sont nécessaires. — Utilité de l'instruction.

Prix : broché, 2.— fr. ; relié, 3.— fr.

Ce que toute jeune fille devrait savoir

PAR Mme MARY WOOD-ALLEN, D^r en Médecine

(Sommaires condensés.)

Première Partie.

La valeur de la femme. — Importance des soins à donner au corps. — Comment acquérir une bonne santé. — La nourriture. — Le sommeil. — La respiration. — Obstacles que lui opposent les vêtements trop étroits. — L'exercice. — Le bain. — Il faut prendre soin du corps dès la jeunesse et le former pour la vie active. — Le désir d'être en bonne santé crée l'envie de savoir comment y parvenir. — Les pensées, les émotions, les mouvements produisent une déperdition de force. — Effets de l'insomnie. — Importance de la respiration. — Gymnastique respiratoire; sa valeur. — Influence des vêtements étroits sur les organes pelviens et sur la circulation. — Le but de l'éducation physique.

Deuxième Partie.

Pouvoir créateur. — Développement du cerveau et formation du caractère. — Vous êtes plus qu'un corps et une intelligence. — Physiologie spéciale. — La crise qui se produit chez la jeune fille à la puberté. — Ovulation et menstruation. — Leur signification. — Quelques causes de menstruation douloureuse. — Comment y remédier. — Soins spéciaux à prendre à ce moment. — Le vice solitaire et ses conséquences. — Amitiés. — Les jeunes filles peuvent se rendre malades par ignorance. — Valeur du sexe. — Maux qu'entraîne la constipation. — Congestions produites par des organes déplacés. — Effets pernicieux des mauvaises attitudes. — Attitude correcte. — Exercices de gymnastique médicale. — Exercices destinés à fortifier le dos; à développer la poitrine; à fortifier les muscles abdominaux; à rétablir dans leur position normale les organes déplacés.

Troisième Partie.

L'amour. — Il doit avoir pour base l'affinité intellectuelle, la sympathie morale et l'attraction physique. — Le mariage et ses responsabilités. — Antécédents, aptitudes et habitudes du «prétendant». — La loi de l'hérédité. — Effets des stimulants sur la progéniture. — Effets de l'immoralité sur la race. — Hérédité du bien. — Qualités requises d'un époux. — Fiançailles, leurs privilèges et leurs devoirs. — La noce. — Le voyage de noce. — Les réalités de la vie conjugale.

Prix : broché, 3 fr. 50 ; relié, 4 fr. 50.

Ce que toute jeune femme devrait savoir

PAR Mme EMMA A.-F. DRAKE, D^r EN MÉDECINE

(Sommaires condensés.)

Le mari et le foyer.

Le droit qu'ont les femmes de réclamer la pureté chez l'homme. — Ce qu'une femme doit être pour son mari. — Elle doit être son égale, sans lui être cependant semblable. — La femme est l'aide de l'homme et le centre du foyer. — Elle doit se montrer à la hauteur intellectuelle de son mari. — Trousseaux et cadeaux de noce. — Les noces folles et ruineuses.

Les rapports conjugaux.

Les rapports conjugaux doivent être le plus sacré des sanctuaires. — Leur influence, bonne ou mauvaise, sur le caractère. — Modestie conjugale. — La reproduction est le but primordial du mariage. — La plus haute expression de l'amour.

Préparation à la maternité.

La maternité est la gloire de la femme. — Elle est voulue par la nature et ne nuit pas à la santé. — Vêtements appropriés à la grossesse. — Importance de l'exercice. — L'enfant est l'expression des pensées de la mère. — Les cinq stades de l'éducation antérieure à la naissance.

Préparation à la paternité.

Questions qui permettront aux jeunes gens de se rendre compte s'ils sont aptes à se marier. — Bien des jeunes hommes ont de la valeur morale. — Les conséquences des mauvaises habitudes et d'une vie relachée.

Avortement criminel.

La fréquence alarmante de ce crime. — La destruction de la santé et même de la vie peut en être la conséquence. — Les bénédictions attachées à la maternité.

La responsabilité morale des parents dans l'hérédité.

La puissance formative de la mère. — Le rôle important du père dans la transmission héréditaire. — La grossesse n'est pas une maladie, elle est un état naturel. — Développement du fœtus. — Exiguité du germe humain. — Mystérieux développement de l'embryon. — La vie est présente dès le moment de la conception.

Le bébé.

La question que se pose toute jeune mère aux premiers tressaillements de la vie dans son sein. — La chambre de l'accouchée. — Soins à donner à la mère. — Soins à donner au bébé. — Les responsabilités et les joies de la maternité. — La mère est l'institutrice de ses enfants. — Malaises inhérents à l'enfance. — Comment les traiter. — Il faut protéger l'enfant contre le vice secret. — L'éducation des enfants.

Prix : broché, 3 fr. 50 ; relié, 4 fr. 50.

Ce que toute femme de 45 ans devrait

savoir (l'âge critique)

PAR Mme EMMA F. A. DRAKE, D^r EN MÉDECINE

(Sommaires condensés.)

Nécessité de connaître ce qui concerne l'âge critique.

Pourquoi les femmes ne sont pas préparées à la ménopause. — Erreurs répandues sur la ménopause. — Relation qui existe entre les habitudes contractées pendant l'enfance et les maladies de l'âge mûr. — La ménopause ; à quelle âge elle survient et dans quelles conditions. — Les femmes stériles.

Avant-coureurs de la ménopause. — Maladies et remèdes.

Vapeurs, frissons, vertiges, etc. — Symptômes nerveux. — Rhumatisme, dyspepsie, vomissements, etc. — Différence entre les maladies organiques et les troubles fonctionnels. — Le cancer n'est pas une conséquence de la ménopause. — Comment bannir l'inquiétude ? — Un mot aux femmes célibataires. — Règles à suivre pour se conserver jeunes. — Les drogues ennemies. — Indulgence sexuelle. — Un mot d'avertissement sur les rapports conjugaux. — Devoirs de la femme envers son mari.

Auto-suggestion. — Conseils utiles.

Influence de l'esprit sur le corps. — L'esprit envisagé comme agent curatif. — Comment résister à la dépression. — Relation entre la vue et la santé. — Soins à donner aux dents, aux cheveux. — Constipation. — Règles à suivre.

Ce que tout homme de 45 ans devrait

savoir, par SYLVANUS STALL

Transformations physiques chez l'homme d'âge mûr.

Ignorance générale. — Tristes résultats de cette ignorance. — Connaissances nécessaires à chaque période. — Le vice chez les hommes âgés. — Comment les transformations physiques se manifestent. — Diminution des forces. — Les désirs sexuels diminuent. — Témoignages des docteurs. — Les faits universellement admis. — La modération est nécessaire. — Quelques conseils pratiques contre l'insomnie.

La virilité. — Troubles professionnels

Développement de la force musculaire. — Conservation de la force nerveuse. — Les excès sexuels. — Relation qui existe entre l'alimentation et la puissance virile. — Importance de l'exercice. — Beaucoup d'infirmités peuvent être évitées par l'intelligence. — Les troubles génito-urinaires. — Conseils importants donnés par plusieurs médecins. — L'art de vieillir. — La manière de vivre de quelques hommes célèbres. — L'âge critique chez la femme. — Troubles mentaux. — Opinions des docteurs.

Prix de chaque volume : **broché, 3 fr. 50 ; relié, 4 fr. 50.**